JN117118

左手で字を書けば脳がめざめる

——「質」の高い老いをめざして

井上 肇

聖路加国際病院整形外科名誉医長

冬樹舎

はじめに

人間、誰でも老化し、そして死を迎えます。しかし、その老化にも「質」があります。

「質」の高い高齢期を迎えるにはどうしたら良いでしょうか?

現代は「100歳時代」と言われています。大変おめでたいことですが、一方では認知症患者が462万人、治療中の脳血管障害患者は112万人もおり、死亡前に自立した生活をおくることのできない期間が平均で男性では9年、女性では12年という長さです。

そして、独居高齢者は600万人おり、管理不能のまま放置された高齢者の金融資産は143兆円にものぼります。そして、健康保険制度は瀕死寸前という深刻な現状があります。

筆者は、これらの「負の現実」を抑制するため、2016年5月にボランティア活動として「両手の会」を立ち上げ、1人でも多くの人がSuccessful Agingを享受することで、国民個々人のSuccessful Agingの総和がSuccessful State（国家の栄華）を実現させるという信念のもとに活動を始めました。

特に、「死亡前の自立生活不能期間平均男性9年・女性12年」という現実は本人・家族の生活を破綻させるだけでなく、この間にかかる莫大な医療費が健康保険制度を破壊しかかっており、次世代はロクな医療を受けられなくなる恐れがあります。

この「約10年の苦難」の原因の34％を占めるのが脳血管障害と認知症です。大切なのは、①この「34％群」の抑制と、②たとえ不幸にして発症してもその「ダメージを最低限に抑える手立てを講じること」なのですが、病院ではそのすべてをカバーすることはできません。なぜならば、健康保険制度は「病気が対象」ですから「発病しないと」治療行為はできないからです。

本書の目的は、このニッチを「元気なうちに埋めておく」手法の紹介です。

話を現実の生活レベルに戻します。

もしあなたが、脳梗塞などで「利き手機能」を失った場合を想像して下さい。

筆者は職業柄その苦難を目の当たりにしてきました。その中には上手く「しゃべれない」「歩けない」もありますが、一番の苦難は手で行う「日常生活動作」ができなくなることです。


発症をきっかけに突然食事動作ができなくなる、字が書けなくなる、衣服の着脱ができなくなる、洗顔、歯磨き、排便の始末など今まで当たり前のように行っていた、身近で大切な動作が突然できなくなるのです。それはある日、突然にやってくるのです。


そして、その機能回復訓練で最も困難なのが文字を書く「書字訓練」です。

これに対する現在の治療は「作業療法士」（occupational therapist）が行いますが、これこそが一番の難関なのです。それは作業療法士が悪いのではなく、他の2つの理由によることを著者は発見しました。

しかも、脳血管障害は同時に認知症への高リスクになりますので、濃厚な対策が必要です。

「困難な書字訓練」「認知症防止」。この2つの難問の一挙解決を図ったのが、この本でご紹介する訓練法です。恐らく世界でも類まれな試みで、その基本理念は「何事も元気なうちにやっておく」です。

これは単に認知症や脳血管障害への対策に限られたものではなく、Successful Agingへの王道であり、そのことは本文で詳しく解説します。

片麻痺発症後と健康時では、書字訓練の難易度に天地の差があります。

さらに喜ぶべきことは、この健康時の訓練により予想しなかった多くの副次効果がもたらされることでした。

加齢によって、誰しも心身上の危機に陥ります。この危機を予測し、元気なうちにこれを回避するための「知識」「技術」を身に付けておく。これは、無料で効果絶大な〝未来保険〟なのです。

そしてこれは健康社会を作るための、高齢者の「次世代に対する義務」でもあります。

「両手使い」には認知症抑制の他、測り知れない多くの効用があります。その詳細は本文に記しましたが、まず手始めに今日から「両手使い」訓練を始めて下さい。食事・書字から始めるのです。

どうすれば手早く習得できるか——それは本書の解説に従って下さい。その達成感と波及効果の実感は棄て難いものです。

アメリカは心臓病の治療では世界トップクラスですが、心臓病の発症数もトップクラスです。心臓病に限らず生活習慣病の発症については、個々人の知識と健康管理に負うところが大きいのです。つまり、国民個々人の健康知識の総和と実行力の総和がその国の健康度を決めるのです。「両手の会」の広がりが、その動機作りになることを願っています。

この方法は全く新しい試みなので、必ずしも学問的に証明されていない部分があります。

しかし心身に害を与えることはない上、健康志向を高め、もし、脳梗塞になり利き手が使えなくなっても即時対応が可能ですし、ボケ防止・認知症予防が期待されます。両手を使って字が書けるようになると、食べることや衣服の着脱なども自然に上手くなること、知的な活動も活発になることは「両手の会」発足3年半の歴史が明確に示しています。

なお、第7章では「豊かな社会である現代」に潜む危険について触れ、「優れた選択眼」が如何に必要か、解説しました。これは「両手の会」でも折りに触れて話し合う課題です。

筆者自身、遠くないうちに要介護になるかもしれません。しかしそれは、健康に向かって努力しなくても良いという理由にはなりません。これから「優れた選択眼」を磨き、精一杯努力をする所存です。

これら一連の考え方に40～50代の人たちが興味を持って下さることを願っ

てやみません。そして筆者のまわりから日本全国に普及し、日本が世界で栄える「健康寿命国家」となることを夢見ています。根拠不在の誇大妄想と笑われるかもしれませんが、これは先がけて挑戦する者が常に晒(さら)される道でもあるのです。

大脳には150～200億の細胞が存在しますが、現実に使われているのはそのわずか5％と言われています。

脳は開発を待っているのです。漫然と年を重ねてはなりません。眠れる細胞を呼び覚まし、「質」の高い老いをめざしましょう。

井上 肇

2019年9月23日

目次

CHAPTER 1

「両手使い」は最強の〝未来保険〟

CHAPTER 2

左手を使えば、眠れる脳が刺激される

CHAPTER 3

遊び心で、左手で書き出してみよう

CHAPTER 4

「両手使い」訓練はオマケが一杯

CHAPTER 5 「両手の会」の活動 ——「何事も元気なうちに」

「両手使いにチャレンジしました」——「両手の会」会員の体験から

CHAPTER 7

終わりに——今の生活が5年、10年先の自分を決める

CHAPTER 1

「両手使い」は最強の〝未来保険〟

未来を思い描けますか？

世の中には色々な人がいます。

10年先の自分を、
読める人
読む人
読めない人
読まない人
5年先の準備が（を）、
できる人

する人
できない人
しない人

あなたは、このうちのどれにあたりますか?

どんな人も急死しない限り、死ぬ前は必ず人様のお世話になります。

「男性9年・女性12年」――**この数字は亡くなる前に介護や支援のお世話になる期間を表す**ものです。誰もが一番なりたくない「自立不能~寝たきり」や「ボケ」の生活です。これは2016年の統計です。元気な読者の方々には他人事に映るでしょう。でもよく考えて下さい。これは「平均値」なのです。

つまり今、元気な皆様も「ごく普通の平均的生活をしていれば、こうなる」ということを表した数字です。他人事ではないのです。一生の10~14%にあたる本人、家族にとっての「最悪」の10年です。

では、どうすれば未来は保障されるでしょうか？　どうすれば「質」の高い老後を迎えられるでしょうか？

現在、生活習慣病・がんなどあらゆる病気や健康維持等に関する書物が数多く出版されており、これらに関する情報は巷にあふれています。**本書では、これらに取り上げられていない「両手使いによる未来保障」について解説します。**

自分では防ぐことのできない病気もありますが、自ら防げる病気もあるのです。

なぜ、「両手使い」で未来が保障できるのか？――これについては、後ほど説明しますので、しばらく我慢してこのまま追読して下さい。

どんな人がボケやすいか？

筆者は職業柄、多くの方々を観察していますが、老化には大きな個人差があることを感じております。これはなぜなのか知りたくて、さらに観察すると1つの共通点が明らかになりました。

それは「未体験」のことへの姿勢です。**「早く老化する人」は決まって「新たな体験」を避けようとします。**これは明らかに「進歩」を拒む行為で、その先は衰亡しかありません。私が好きな言葉に、ダーウィンの名言として一般に流布している一文があります。

生き残ることができるのは、最も強い種ではなく、最も賢い種でもない。変化に最も敏感な種である。(It is not the strongest of the species that survive, nor the most intelligent. But the one most responsive to change.)

ダーウィンは生物の生存について語っていますが、人間個人の進歩についても同じようなことが言えると思います。

新たな経験を拒み、変化を受け入れない人間に進歩はありません。

子供は未体験のことに飛びつきます。これが進歩であり、成長なのです。

もしあなたがボケたくなければ、やるべきことは簡単です。やったことがないことを進んでやることです。これが「好奇心」です。好奇心を失った人を待っているのは「ボケと病気」です。

「両手使い」で脳梗塞・ボケに備えよう

これからの私たちにとって大切なことはボケないこと、病気になっても最低限の障害で復帰することですが、**その奥義の1つが「両手使い」であり、その**

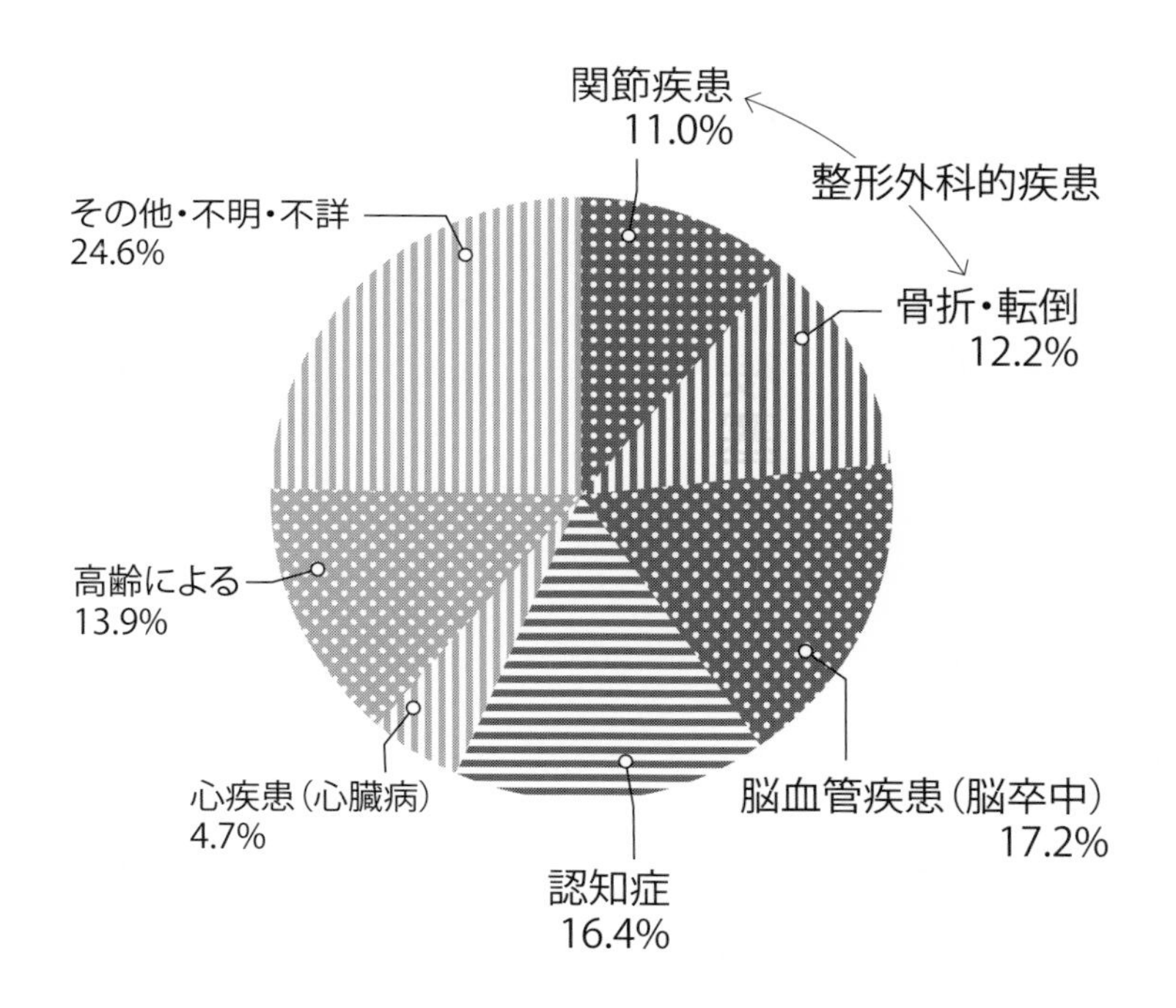

65 歳以上で介護が必要となった主な原因

出典：厚生労働省「国民生活基礎調査」(平成 25 年)

結果「2つのお土産」がもらえるというのがこれからの話です。

要支援・要介護になる原因の第一は前ページの図のように整形外科的障害（関節疾患11％、骨折・転倒12・2％）で、全体の23・2％。次に脳血管疾患の17・2％、認知症の16・4％と続きます。

整形外科的な運動器障害（膝が痛い、腰が痛い、骨折、筋力低下で歩けない等）による要介護の予防法＝ロコモティブトレーニングについては専門書に譲り、本書では合計すると原因の約34％に達する最大グループ、脳血管障害・認知症について話を進めます。

脳血管障害の中でも多数派の脳梗塞・脳出血による「片麻痺（左ページのイラスト参照）」、俗に言う**半身不随は40代でも起こる深刻な後遺症であると同時に認知症につながる**可能性のある厄介な障害です。

そこで本書では「認知症罹患（りかん）を遠ざける方法」と「たとえ片麻痺になっても、そのダメージを最低限に抑える方法」を紹介します。

片麻痺

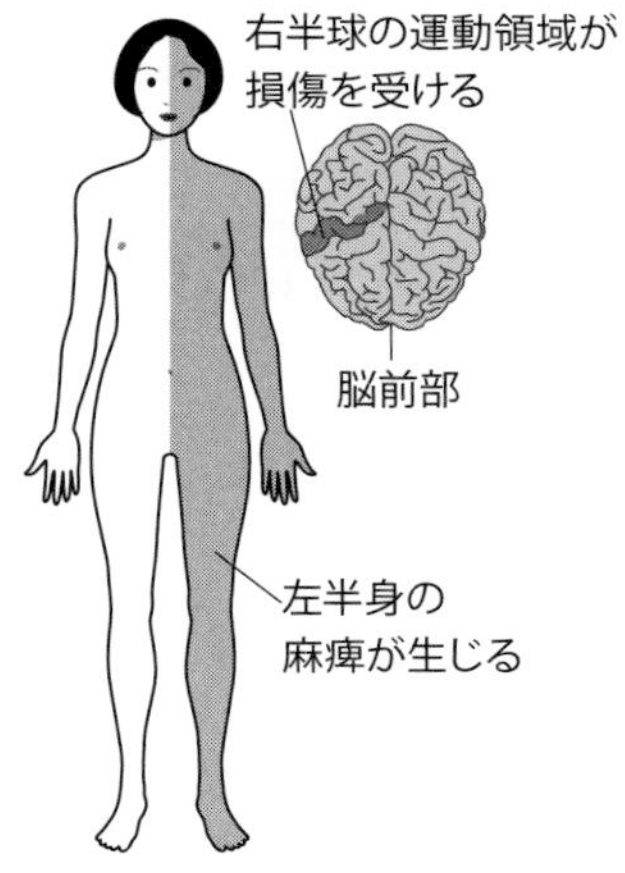

脳の片側の運動領域が損傷を受けると、脳と反対側の体の部分に麻痺が生じる。

対麻痺

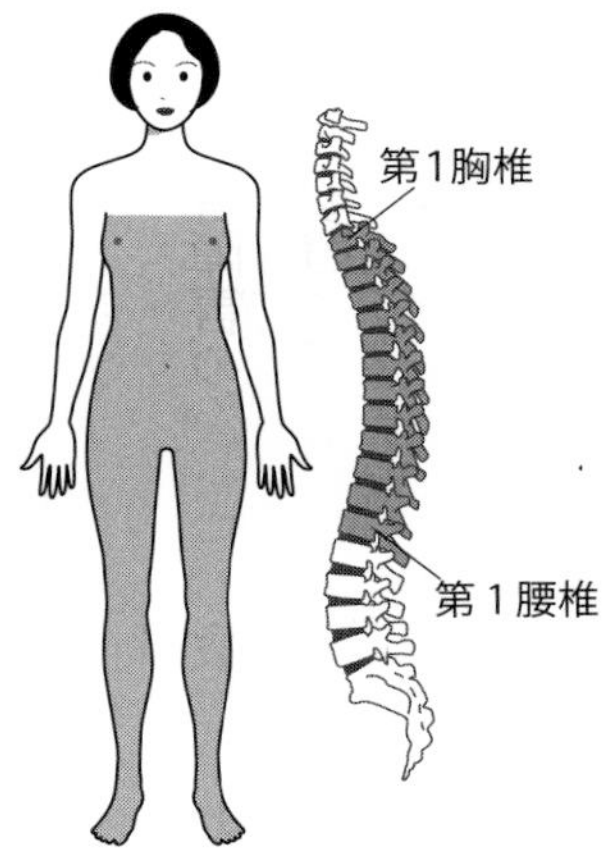

脊髄が損傷を受けて下肢や体幹が麻痺した状態。直腸や膀胱の障害を伴うことがある。

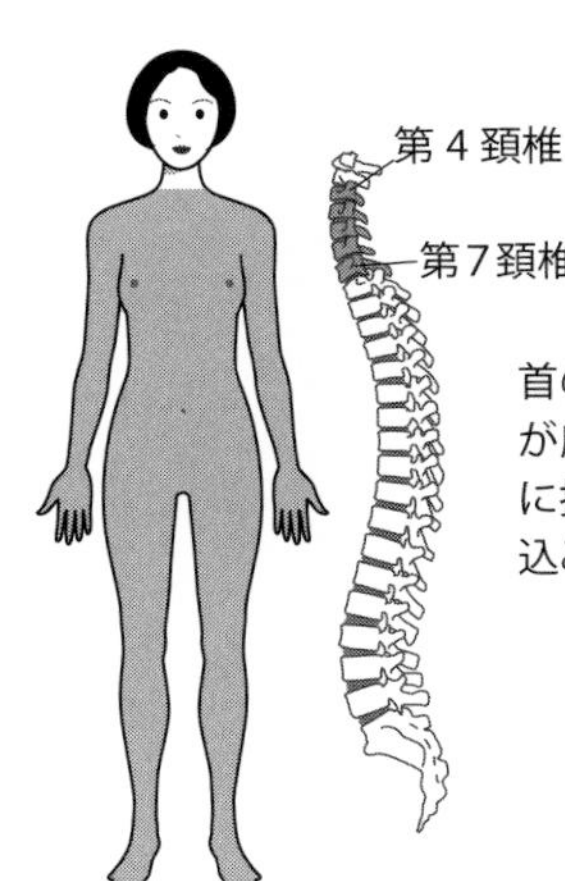

四肢麻痺

首の脊髄が損傷を受けて体幹と四肢が麻痺した状態。第１・第２頸椎の間に損傷を受けた場合には、生存する見込みはない。

麻痺の種類（略図）

そのキーワードは、

「すべては元気なうちに」

「両手使い」

――この2つです。

突然、日常の動作ができなくなる日が…

「健康でないとできない健康法」

知人が作った川柳です。

筆者は長年にわたり、整形外科医としてリハビリテーションに関わってきました。

脳梗塞で利き手が麻痺し、作業療法士のもとで利き手変換訓練中の患者さんにも出会います。

利き手変換訓練とは、本来の利き手である右手の復活を諦めて新しく左手を利き手に切り替える訓練です。

脳梗塞などの発症をきっかけに突然、様々な動作ができなくなります。食事動作ができなくなったり、字が書けなくなったり、衣服の着脱ができなくなったり……。上手く話せなくなることもありますし、洗顔、歯磨き、排便の始末などもできなくなります。

今まで当たり前のように行っていた、身近で大切な動作が突然できなくなるのです。

そんな患者さんは、半身麻痺になったショックと懸命にガンバってもなかなか上達しない焦りに見舞われたり、失望の無表情に陥ったりします。

特に、文字を書く「**書字訓練**」**は困難を極めます。**どうしてこんなに上達に時間がかかるのでしょうか？

リハビリの中でも困難を極める書字訓練

筆者は、その原因を探っているうちに2つのことに気付きました。これは、今まで誰も気付かなかった「発見」とも言えるものでした。

通常、この訓練は作業療法士によって行われますが、病院で行われる訓練時間はせいぜい30～40分程度です。後は「患者さんが作業療法士から教わった方法を持ち帰り、通院しながら自分で練習を繰り返すことで上達を図る」というのが現在のやり方です。

大半の片麻痺訓練、例えば「起き上がり訓練」「歩行訓練」「衣服着脱訓練」等はこの方法で上手くいきます。しかし、より日常生活に密接した「箸訓練」「書字練習」等に代表される、いわゆる**「巧緻運動訓練」は前述の通り困難を極めます。**

原因は2つありました。

自主トレーニングできない指の訓練

「服を着る・脱ぐ」「顔を洗う」等の大雑把な運動は「粗大運動」と呼ばれ、一度習えばその訓練法は自分で「再現可能」であり、家で自主トレーニングがいくらでもできます。

この粗大運動は肘関節付近の骨から手の骨にまたがる大きな長い筋肉が主に働きます（これを外在筋（がいざいきん）と言います）。この筋肉のおかげで、つかむ、ねじる、曲げる、伸ばすなど力を要する手の運動が可能になります。

一方、書字や箸使い等の**「巧緻運動」は内在筋（ないざいきん）という手の中にだけに存在する多数の小さい特殊な筋肉が絶妙なバランスを保ちながら、協同で働くものです**（左ページのイラスト参照）。**そのため、自主トレはほぼ不可能であり、初期訓練には常時、作業療法士との「対面訓練」が必要です。**

しかし、**巧緻運動訓練は粗大運動訓練に比べて格段に難しいにもかかわらず、訓練に与えられる時間は「病院での訓練中だけ」というように、格段に短いのが現状です。**これが患者さんを苦しめている最大の原因なのです。

これが第1の問題点です。

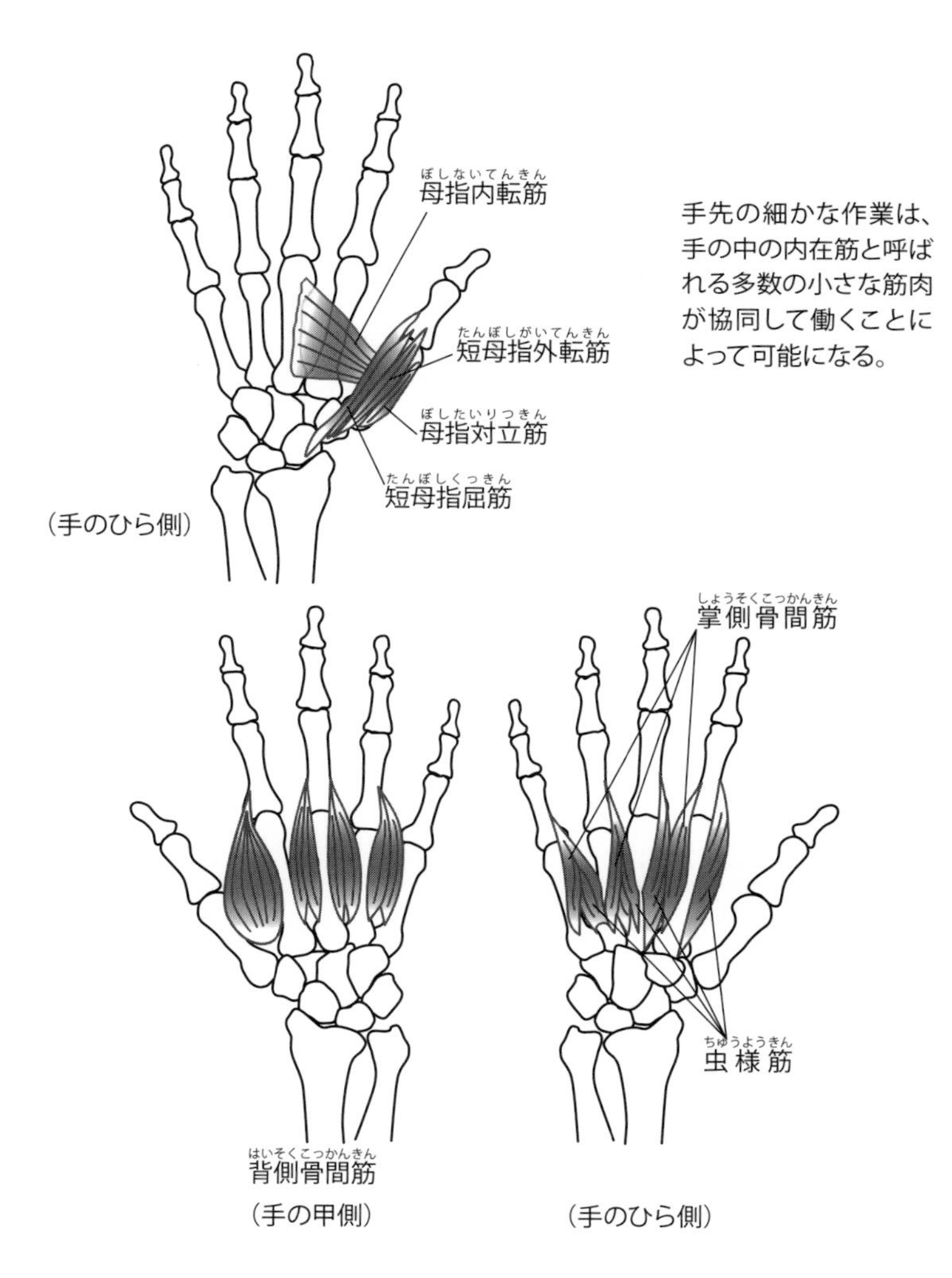

手先の細かな作業は、手の中の内在筋と呼ばれる多数の小さな筋肉が協同して働くことによって可能になる。

手の内在筋

元気なうちに「自己対面訓練」を

それなら、24時間訓練指導者を張り付ければ良いわけですが、実際にこれを実現させたのが筆者がお勧めする「元気なうちに」なのです。

つまり、元気な時は両手が生きているのですから、現役の「利き手」の真似は非利き手（反対手）でいくらでもできます。作業療法士による「対面訓練」でなく「自己対面訓練」です。これで、十分な練習時間が確保可能になります。

それは、24時間訓練士が張り付いているのと同じです。これこそ「すべては元気なうちに」の標語のごとく、元気なうちに、非利き手の訓練を完了させておけばいいのです。

これが「十分な練習時間が確保できない」という第1の問題点の解決法です。

あなたが脳梗塞等を発症した瞬間に、あなたのベストティーチャーである利き手の機能は消え去ってしまうのです。「時すでに遅し」です。ですから、訓練は「元気なうちに」なのです。

では、患者さんを苦しめている第2の原因とは何でしょう?

右手（利き手）が最良の先生

繰り返しになりますが、巧緻運動は20個近くある内在筋が1つ1つの筋肉の動かし方を微妙に調節し、また粗大運動を行う外在筋との絶妙なバランスにより初めて実現できる運動であり、もともと困難な作業です。**異なる神経系統を持つ作業療法士のもとでその訓練を行うのは、きわめて効率の悪い方法でしか**

ありません。これが第2の問題点です。

練習に美文字を指導するＤＶＤを使う方法もありますが、運筆方法は人それぞれ微妙に異なり、特に、最近よく見られるように、ペンを握るようにして丸い文字を書くタイプの人にはオーソドックスな運筆は参考になりません。

では、第2点の解決法は何でしょう。

「元気なうちに」やるという点でも第1点の解決法と全く同じです。

元気な自分の利き手を訓練指導者として模倣する方法です。「自己対面訓練」法です。

利き手の徹底観察・徹底模倣から始める

巧緻運動の中でも最も難しい「書字訓練」では、両手にボールペンを持ち、**利き手のペンの持ち方、関節の動き方を徹底観察・徹底模倣する方法で書字能力は素早く向上します。**これが第2点の解決法です。

使うのは、練習効果の変わらない鉛筆でもかまわないのですが、正式な文書は通常ボールペンを使用するので、最初からボールペンに慣れておくほうが良いでしょう。

元気なうちに自分の利き手をモデルにして訓練すれば、たちまち上達すると同時に作業療法士の指導も不要なのです。

このように、**「元気なうちに行う1つの練習方法」**で、**「訓練の時間不足」の欠点を補い、「同じ神経系統下での訓練」を手に入れることができるわけですから、まさに一挙両得の解決法です。**

その具体的な書字練習法は、第3章で紹介します。

CHAPTER 2

左手を使えば、眠れる脳が刺激される

さらなるお土産、「脳の活性化」と「先回り治療」

書字訓練は、第1章で述べたようにきわめて複雑かつ困難な作業です。自分の過去を振り返ってみて下さい、小学生の時の字、高校時代の字を思い出してみると、自分の字体が完成したのは恐らく20歳過ぎだったということがわかるでしょう。

それほどたゆまぬ努力を要する作業が書字訓練なのですが、その訳を証明してくれる絵があります。それは「ペンフィールドの脳地図」です（左ページのイラスト参照）。ワイルダー・グレイヴス・ペンフィールド（1891〜1976）はカナダの脳神経外科医で、様々な実験を行い、ヒトの脳の機能地図を作成しました。

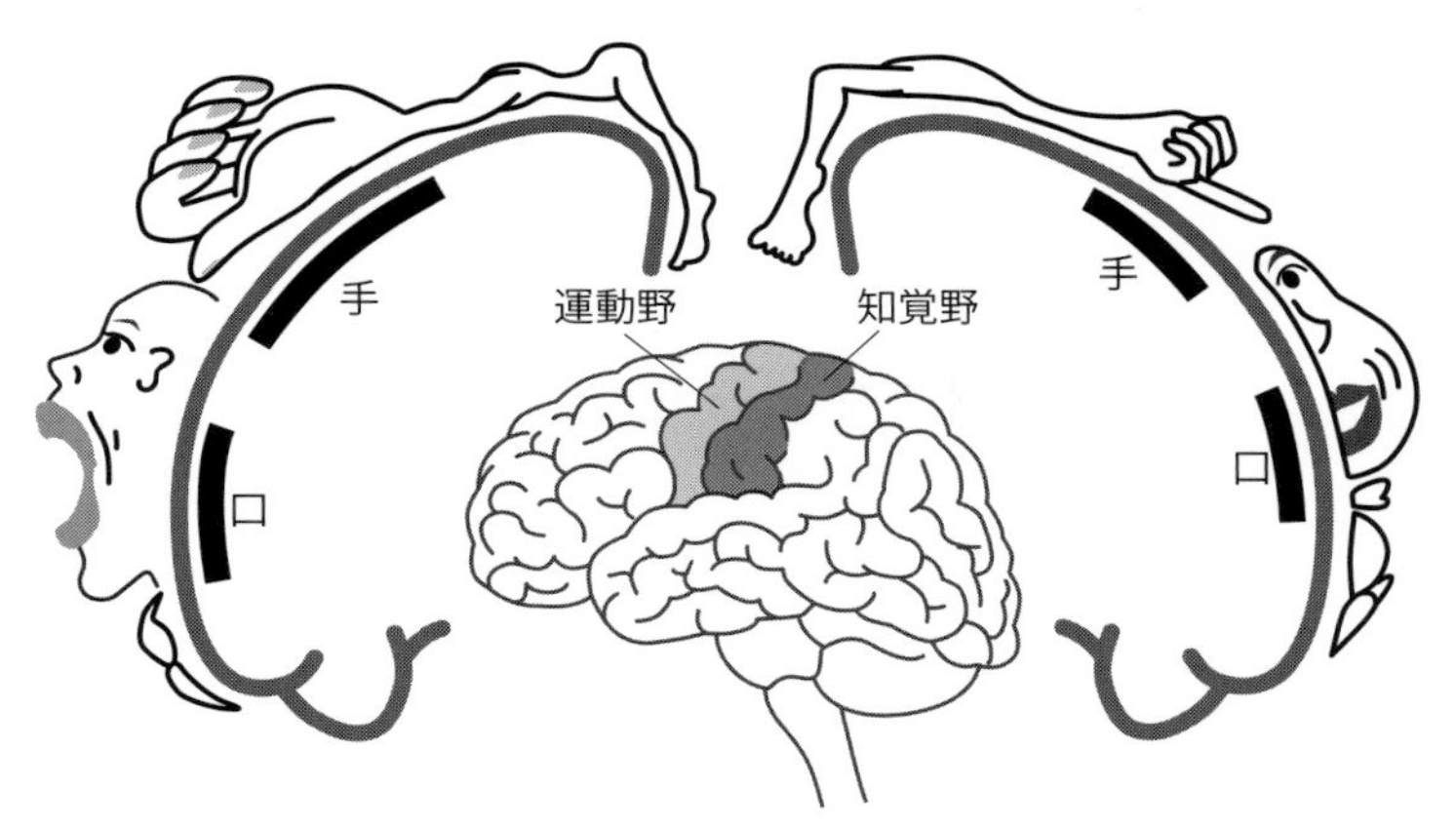

大脳には、体の各部位の運動・知覚をコントロールする指令塔がそれぞれ決められた位置に配置されている。これを図示したがこの「ペンフィールドの脳地図」。この中で図抜けた容積を占有しているのが「手と口」である。

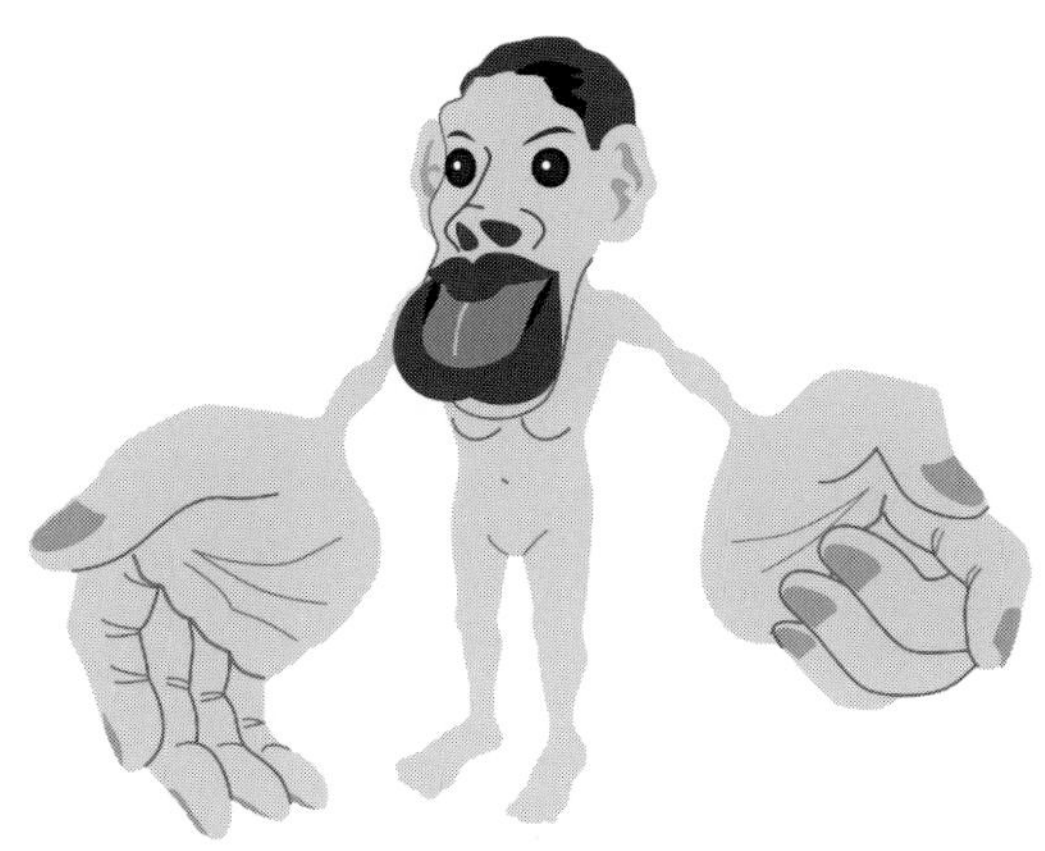

上の地図を人間の体で表現したのがこの「ホムンクルス（人造人間）」。手が異様に大きく表され、臀部（でんぶ）などは逆に小さくなる。

「ペンフィールドの脳地図」（簡略図）と「ホムンクルス」

運動には、習得がやさしい運動と難しい運動とがあります。

難しい運動では、脳からの複雑な運動指令と末端の知覚からのフィードバックが必要なので、その「司令塔」は必然的に巨大なものになります。

「ペンフィールドの絵」では、脳の運動野と知覚野での手指と口の部分が際立って大きいのがわかります。

つまり**非利き手（反対手）の新規開発は、反対脳に新たな巨大司令塔を作る作業なのです。**

反対脳の新規指令塔開発には脳全体の組立直しが必要になります。簡単に言えば、脳は大騒ぎに見舞われます。

特に存在感の大きい指の運動訓練、「書字訓練」では脳の大大的構造改革が迫られるため、測り知れない刺激が加わって脳は活性化され、認知能力低下（認知症）を抑える効果が期待されます。

脳が衰え始める40代からこれを始めれば、皆さんの「利き手による固有の字体完成」までに小学校から15年以上かかったと同様に、新司令塔完成までに15年以上が必要なので、認知症に突入する危険年齢帯においても脳を刺激し続けます。

もちろん、物忘れ等があり、少し怪しいなと感じてからでも間に合いますが、早く始めるに越したことはありません。

当然のことながら、筆者自身の左手文字はまだ小学生並みです。固まるまでには、まだ10年位かかりそうです。毎日の訓練である「40字日記」（110ページで詳述）が脳を刺激し続けています。

そのためにはまず**「両手使い」訓練を今から始めましょう。**具体的に訓練をどのように始め、どのように持続させるかについては第3章・第5章で紹介します。

もちろん、認知症の発症メカニズムはもっともっと複雑で、単に運動野、知覚野だけでなく脳全体の問題、いや体全体、遺伝子の問題としてもとらえなければなりません。元気なうちに休眠状態にある反対脳を新しく指令塔化することは科学的に証明されてはいませんが、「両手の会」で行っている知的活動との合わせ技で、米国ＮＩＨ（国立衛生研究所）によるフラミンガム研究が示すように（後述）、脳の活性化に役立つと推測されます。

このように**「両手使い」訓練は、ボケ防止効果が期待されます。**

「両手使い」のもう1つの効用、「先回り治療」という〝未来保険〟

冒頭にも紹介したように、「非利き手の新規開発」には多大な努力と時間がかかります。**この過酷な事業を脳梗塞や脳出血が発症してから行うのは、本人**

にとって残酷すぎるだけでなく効率が悪く、家族の負担・社会経済的負担等、数え切れない弊害をもたらします。

脳血管障害は２０１７年の段階で１１２万人の人が継続治療中です。この中には亡くなった人は含まれていないので、実際の罹患者数はもっと多くなります。大雑把に言えば、脳血管障害は、65歳以上では30人に1人の発生率で、その90％近くが脳梗塞・脳出血ですから、片麻痺もそれなりの数になります。

皆様も60歳を過ぎてからの同窓会を思い出して下さい。友人の1人か2人はこの不幸に見舞われているはずです。もし皆さんが元気な今、両手使いになっておけば、この苦しみから解放されるだけでなく、認知症も遠ざけることが期待されます。

このように、全ては「元気のうちに」すませておきましょう。これを筆者は「先回り治療」と呼んでいます。

皆さんは片麻痺にはならない確率のほうが高いわけですが、ならない保証はなく、もしなった場合には家族を含め、人生設計が大きく破壊されます。

病気・加齢に備える、最強にして無料の保険

ここで聡明な読者は読み取っていただけたと思います。これは火災保険、傷害保険と同様に、「元気なうちの両手使い訓練」は未来の病気・加齢に対する一種の保険です。

ただ一般保険との大きな違いは、**一般の保険ではお金や手続きや証書の保管等が必要であるのに対し、この保険は無料であるばかりでなく、強力な「認知症予防対策」であると同時に、片麻痺になっても「即時対応」ができ、作業療法士の世話にもならなくてすむというスグレモノなのです。**

これは、まさに最強の〝未来保険〟と呼べるものです。

このような訓練を元気なうちから行うことで、**不幸な終末、「自立生活不能の約10年間」の短縮を実現できる**と期待しております。

CHAPTER 3

遊び心で、左手で書き出してみよう

「両手使い」は一番難しい書字訓練から始める

「両手使い」の訓練は一番難しい「書字訓練」から始めます。何故なら、ひとたび書字訓練を始めると、不思議にも他の動作、例えば箸等による食事動作、衣服着脱、ボタンかけ、洗顔などの動作は特別に訓練しなくても容易に習得できるからです。

書字訓練の基本は、自分の利き手の書字動作の「徹底観察」と「徹底模倣」につきます。

書字訓練の方法はリハビリテーションの教科書や専門書に多く載っており、色々な方法が挙げられていますが、これはすでに片麻痺になった人を対象とし、作業療法士が行う方法なので、ここで述べている「先回り治療」法とは全く異なります。

ステップバイステップであせらずに訓練

ステップ①　利き手の「静的」観察
——まずペンを持つ手をじっと見つめる

1. 字を書く心づもりで利き手にボールペン（以下、「ペン」と略す）を持つ。
2. ペンの持ち方を徹底観察する（次ページ上の写真）。

〈観察ポイント〉

・ペンはどの指で支えているか？　恐らく親指・人差し指・中指の3本で

支えている。

・その時、その3本の指の8つの関節（親指の2つの関節と人差し指・中指の各3つの関節）は、どのような曲がり方をしているか？

・3本の指とペンは、どの部分でどのように接しているか？

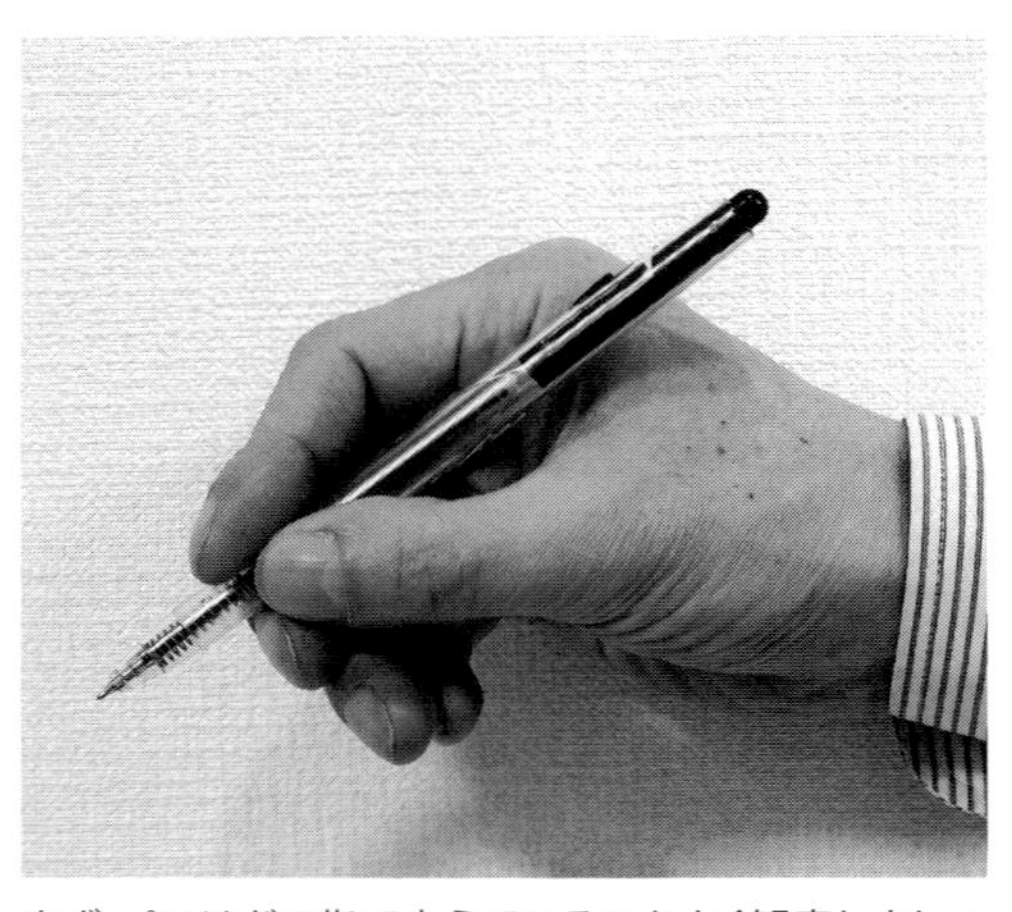

まず、ペンはどの指で支えているのかよく観察しましょう。親指・人差し指・中指の3本が適度に曲がり、ペンと接して支えています。

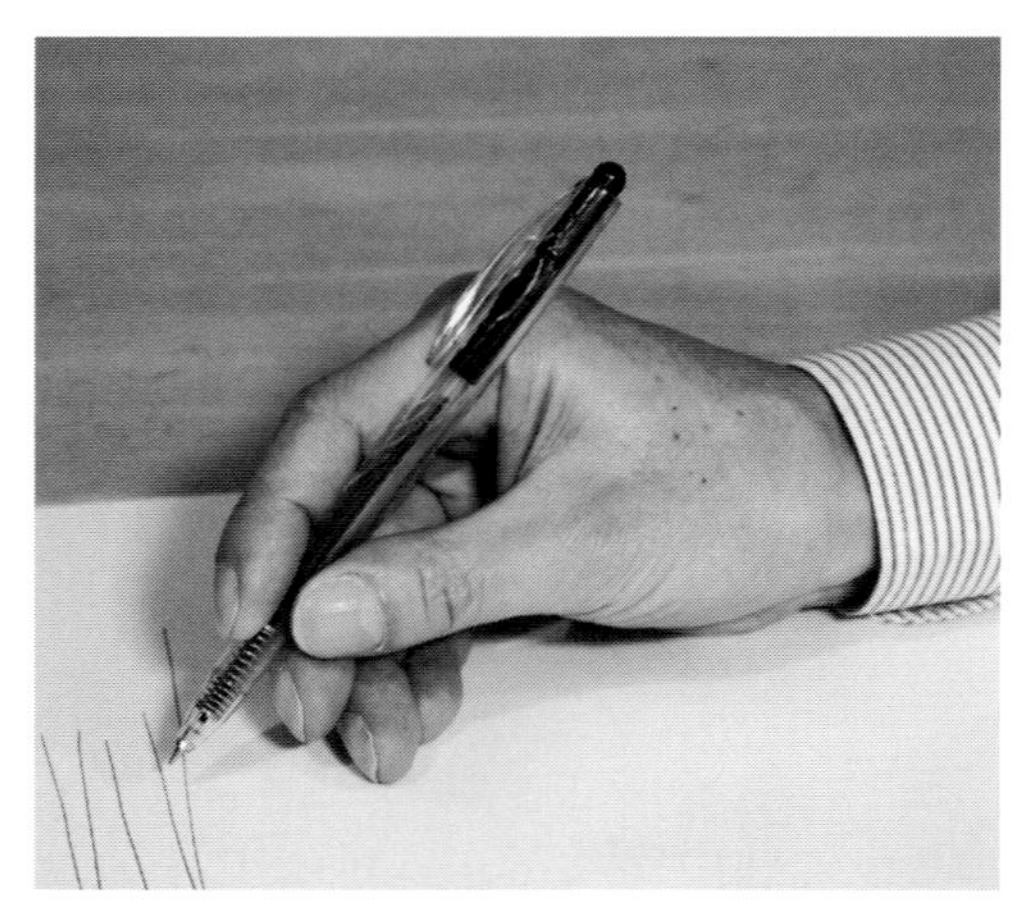

紙に接するのは小指側の手と薬指・小指です。

・他の2本の指、薬指と小指は、どの位置でどのように曲がっているか？
・その時、手首関節はどうなっているか？
3．次に机に紙を用意し、ペンを握った手を紙の上に置く。そして、紙に接している手の部分はどこか、精密に観察する。恐らく小指側の手と薬指・小指のはずです（右下の写真）。

ステップ② 利き手の「動的」観察
——ものを書く手がどう動くかよく見る

1．ステップ1の3からそのまま長さ2cm程度の一本線を横に引く。右利きの人は左から右へ。左利きの人は右から左へ。その時、関連する指の関節はどう動くか？——指1本1本の関節の動きを克明に徹底観察する（以下、次ページの図を参照）。

2．次に逆方向に2㎝位の横線を引き、徹底観察する。
3．縦線を上から下へ引き、同様に徹底観察する。
4．2㎝程度の□・△・○を書き、各指の動きを徹底観察する。
賢明な観察者は、**2㎝以下のペンの動きでは「手は紙の上を移動しておらず、親指・人差し指・中指の小関節のみがペンを動かしている」**ことに気が付くでしょう。

この微細観察を卒業したら、両手訓練に入ります。

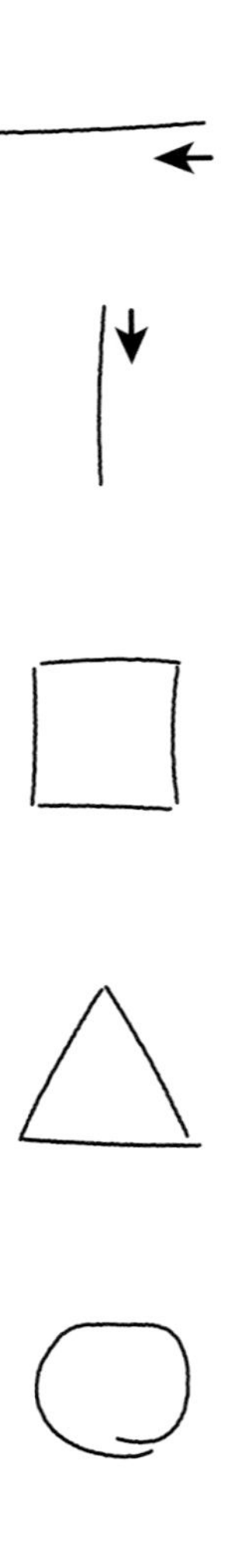

ステップ③　両手を使って訓練
——まずは直線を引くことから

1. もう1本ペンを用意し、両手に持つ。
2. 利き手の持ち方を正しく反対手にコピーさせる（以下、下の写真を参照）。
3. ペンを空中に保ったまま（ペン先は紙に触れない）、横線を引く真似をする。最初はペン先が互いに離れるようそれぞれ外側へ向けて。訓練手（非利き手）が利き手の動きを完全模倣できるようになるまで、これを何度も繰り返す。

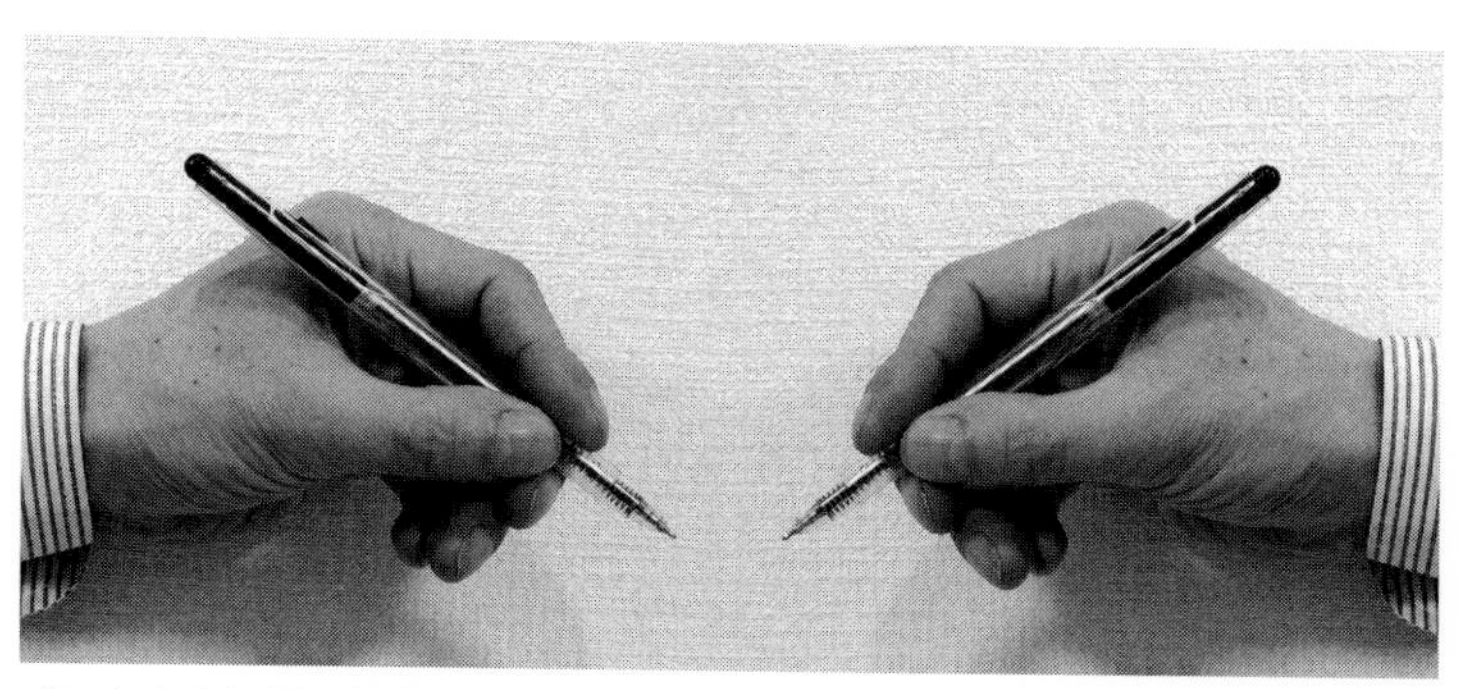

ペンを空中に保ったまま、横線を引く真似をします。最初は、ペン先が互いに離れる方向へ。次は、ペン先を互いに寄せる方向で同様に繰り返します。

4. 次に、ペン先を互いに寄せる方向で同様に繰り返す。
紙を用意し、両手で実際に2㎝の横線を引く。最初は、ペン先が互いに離れる方向に20~30回繰り返す。ある程度習得したら、ペン先を互いに寄せる方向の訓練に移る。20~30回繰り返す。最初のうちは、横線は波を打った線になるが、その原因は徹底模倣できていないため。さらに徹底観察・徹底模倣を繰り返す。

5. 縦線訓練に入る。上から下へと2㎝の縦線を引く。横線と指の動きが異なるので再度、徹底模倣・徹底観察から始める。

6. 次は○、△など「一筆書き」を遊び心をもって繰り返す。
ここで重要なのは、利き手の動きをそっくり反対手で再現

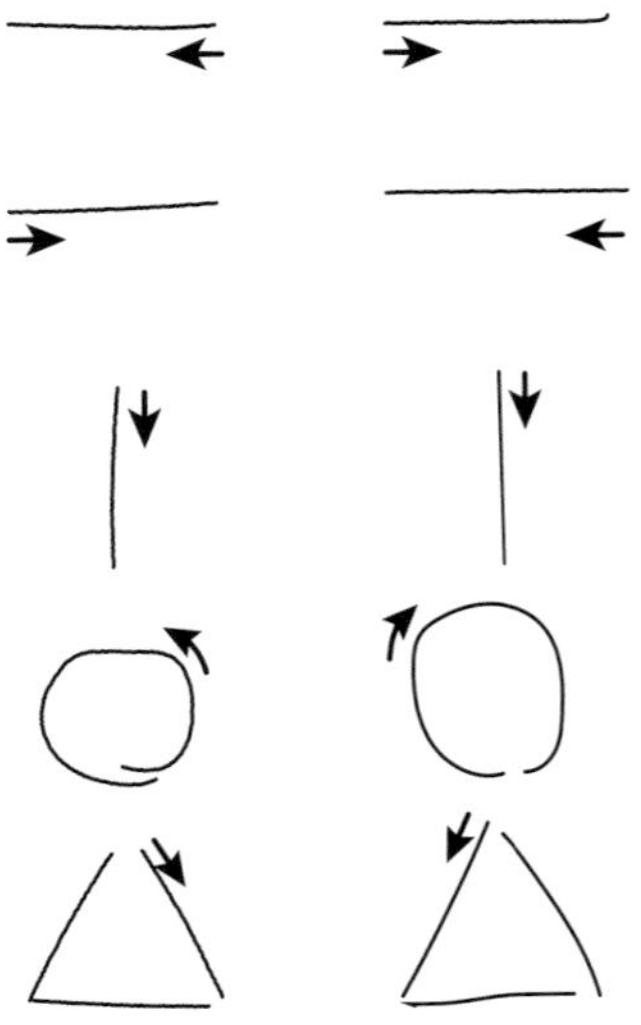

すること。字や形を書（描）くのが目的ではなく、利き手を先生として指の動きを会得する基礎練習。右手が○を描く時に時計まわりならば、同時に○を描く左手は反時計まわりになる。利き手が元気だからこの練習が可能になる。

左の写真は筆者の練習の跡です。

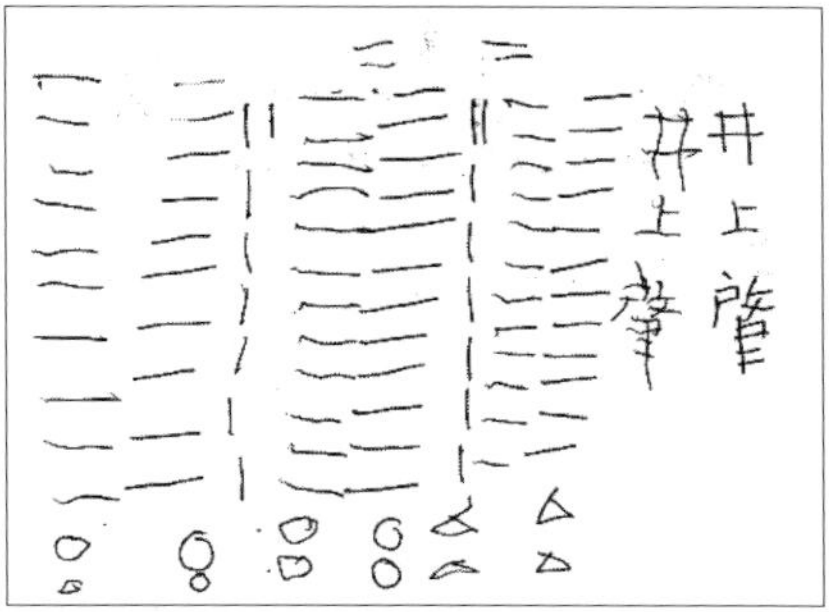

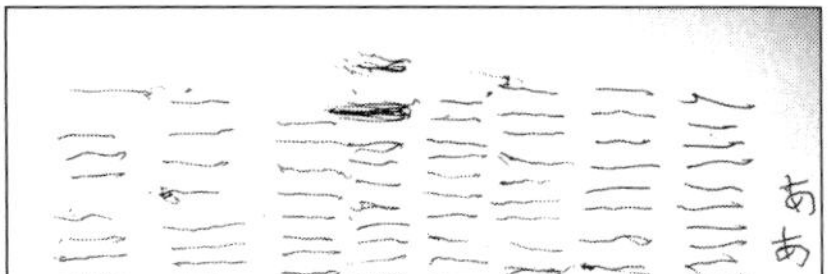

ステップ④ いよいよ字を書く訓練
——漢字からスタート

いよいよ書字訓練に入ります。

書字訓練には、３つの代表的方法があります。

㋑美文字などの練習帳等を購入し、「お手本文字」をなぞる

㋺自分の利き手で文字を書き、それをなぞる

㋩非利き手でお手本なしで練習する

これらのメリット・デメリットについては色々な議論があり、どれでも良いのですが、㋩の方法は準備が不要、つまり思いついた時いつでも練習可能というメリットがあります。

1．まず漢字書きから始める。漢字から始める理由は、書字訓練基本の「直線」

が多いため。漢字は自由に選ぶ。「山」や「川」など簡単な漢字から始めて、自分の名前などに移るのも一法。

2. 漢字がある程度書けたら、カタカナ、ひらがな、数字、英文字（abc…など小文字）へと進む。カタカナから始めても良いが、ふだんの生活では漢字を使う頻度が高いので、漢字から始める。バランスが大事なひらがなを形良く書くのは難しいので、カタカナの後に。

以上が、基本訓練です。

ステップ⑤ 反復訓練で慣れる・上達を図る
――氏名・住所・電話番号を繰り返す

漢字・カタカナ・ひらがな・数字・アルファベットの書き方を一通りすませたら、次は反復訓練に入ります。

・毎日行うこの訓練では、自分の氏名・住所・電話番号を漢字・カタカナ・ひらがな・ローマ字で書く。
・常に紙とペンを持ち歩き、暇があったら練習する。
・氏名・住所・電話番号を書く理由は一番身近な文字であり、文字数も適当である上、毎日同じ字を書くので上達が早いため。上達の「見える化効果」がモチベイションを引き上げる。

あせらず、あまり真剣にならず、遊びの心算で行っているうちに上達の手応えを感じるはずです。

その他お絵描き、自画像描き、塗り絵等、好きなことを自由にやります。

40 字日記と片麻痺シミュレーションを習慣づけよう

第5章でご紹介しますが、「両手の会」では会員に左手で書く40字日記を義務づけています。

必須記入項目は、その日の天気・ニュースと昼食の内容です。これで「訓練の持続化」と「上達の見える化」が可能になり、合わせて「認知症予防訓練」になります。

認知症の初発症状は、「お昼に何を食べたっけ?」というように、「すぐ忘れてしまう」ことですから……。

書字訓練と同時に片麻痺になったことを想定し、仮想訓練をしましょう。これは、日常生活の時系列に沿って行います。

朝、目が覚めたとしましょう。片麻痺になったと仮想して、次のことを訓練します。

①起き上がる

②立ち上がる

③座る
④寝間着を脱ぐ
⑤普段着を着る
⑥靴下を履く
⑦排尿・排便・お尻の始末をする
⑧顔を洗う・歯を磨く
⑨ヒゲを剃る・お化粧する
⑩食事をする

これらを、一日の時系列に沿って訓練します。

一気にはできないので、遊び心で最初は①～④などから適当に始めます。箸使いを除けば、これらは粗大運動なので容易に会得できます。ただし、容易に会得できるのは「元気なうちに」というのが条件です。

片麻痺になったと想定して訓練しましょう　（1週間の例）

	片麻痺シミュレーション下に行う動作（適宜追加して下さい）	
日	起床＋脱衣（寝間着）	40字日記を付ける
月	普段着を着る	40字日記を付ける
火	居間、洗面所等へ歩いて行く（杖を使う訓練：１００円ショップ等で購入）	40字日記を付ける
水	排尿、排便（立つ、座る、事後処理）	40字日記を付ける
木	整容（洗面、歯磨き、ヒゲ剃り、髪の手入れ等）	40字日記を付ける
金	朝食（三食でも良い）	40字日記を付ける
土	入浴（タオル絞り等、工夫してください。背中も洗う）（土曜日でなくても良い）	40字日記を付ける

〈着る時〉

※患手＝麻痺のある手。
　ここでは左手
　健手＝麻痺のない手。
　ここでは右手

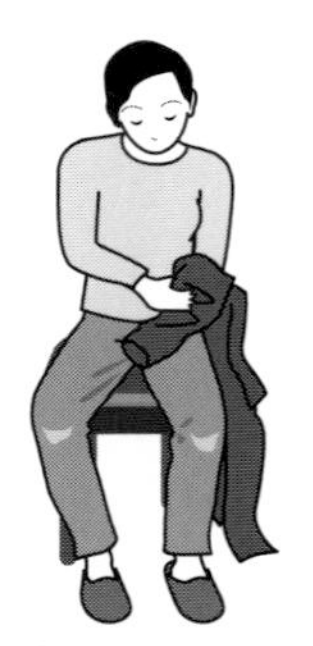
①患手（左手）を袖に通す。

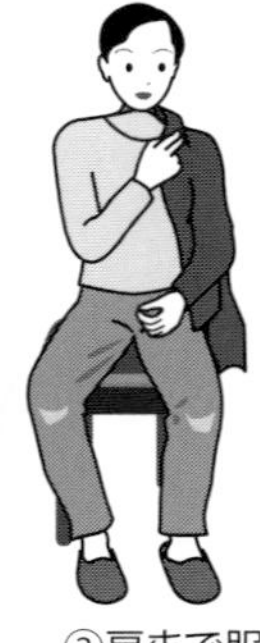
②肩まで服を引き上げる。

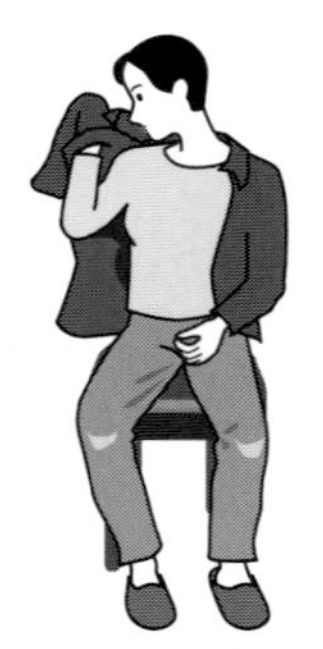
③健手（右手）を後ろにまわして、袖を通して着る。その後、患手側の肩のあたりを整える。

〈脱ぐ時〉

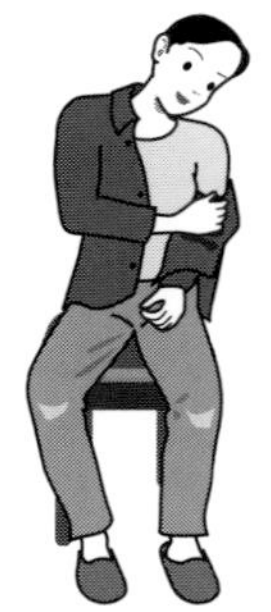
①患手側（左側）の肩を出す。

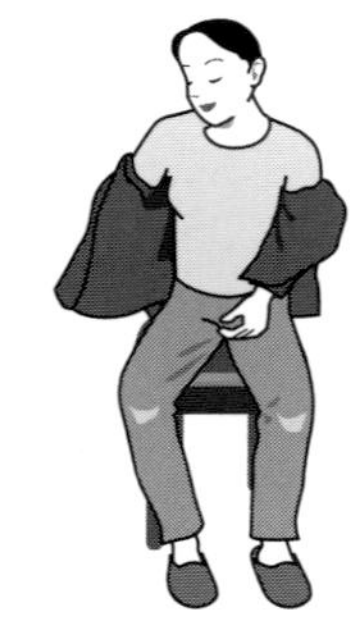
②健手（右手）の肩を出し、洋服のすそを尻に敷く。

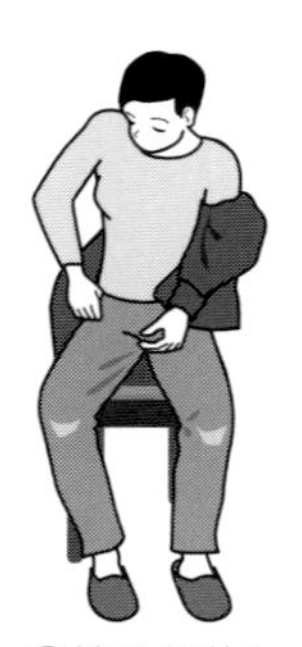
③健手を脱ぐ。

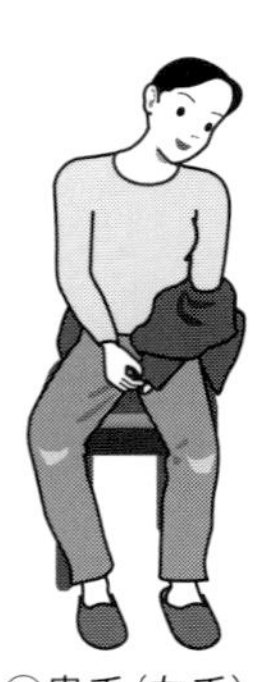
④患手（左手）を脱ぐ。

着る時には、患手を先に袖に通す。脱ぐ時には、まず洋服の肩部分を下して両肩を出すようにした上で、健手から脱ぐ。袖を通す順番を、「着患―脱健」というふうに患者さんには覚えてもらうようにしている。

片側が麻痺したと想定して洋服を着脱ぎしてみましょう
（前開きの上着やシャツ、ブラウスの場合）

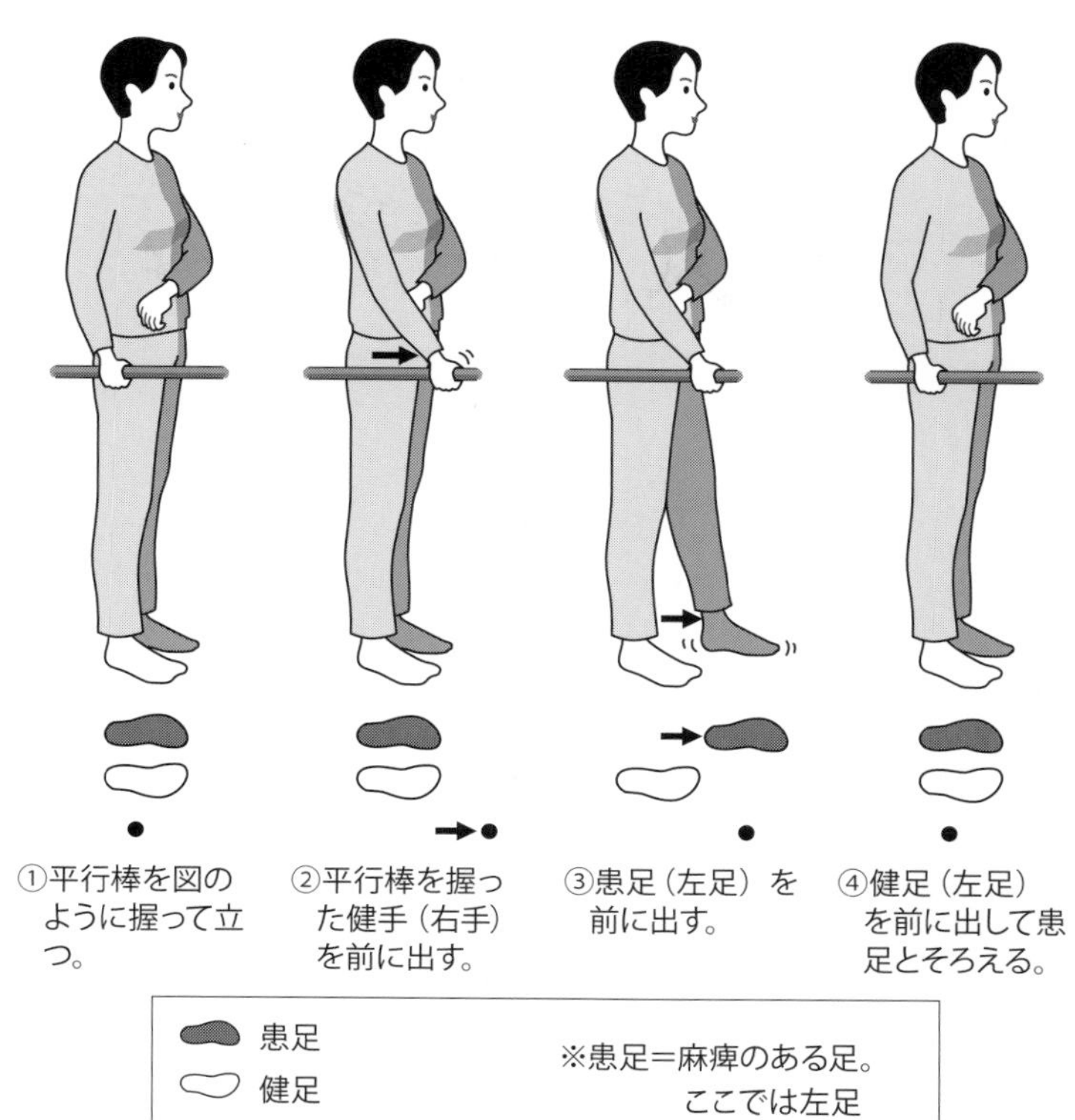

杖の場合は、平行棒の手運びを杖の運びと考える。杖と足の運び方について私は「杖ー患ー腱」と患者さんには教えている。スタートは「杖」（平行棒）、次に「患足」、さらに「健足」と運んでいき、これを繰り返す。患者さんには、「杖ー患ー腱」と口で唱えながら練習してもらっている。なお、杖は健側に持つ。足を骨折した患者さんなどが杖を使用する時、患側に持つ人が多く見られるのでご注意を。

片側が麻痺した時の歩き方

「両手使い」訓練は オマケが一杯

次世代まで波及する3つの効果

左右どちらの手でも書字が可能になるといった巧緻運動能力を身に付けると、次のように貴重な副次効果も得られます。

これまでもお話ししてきたことですが、再度整理します。

しかも、「両手使い」という能力は、水泳や自転車こぎと同じように一度獲得すると容易に消失しない特徴があります。

副次効果① 認知症を予防する

元気なうちに行う非利き手開発は反対脳の新規開発であるので、「ペンフィールドの絵」が示すように、脳にとっては巨大司令塔の新規構築に相当し、脳は大大的構造改革を迫られ、その厖大(ぼうだい)な刺激は抗認知症効果を発揮すると期待されます。

副次効果② 箸使い、ボタンかけまで上手くなる

手の巧緻運動は最難度訓練なので、これをクリアしておけば、食事動作、起き上がり動作、衣服着脱動作、整容動作（顔を洗う・ヒゲを剃る・歯を磨く・髪を梳(す)く・ネクタイを締める・お化粧をするなど、容姿を整える日常動作）等の粗大運動も容易になることは筆者の経験でもあります。万一、不幸にして片麻痺になったとしても、ダメージは最小限に抑えられます。

字を書こうとした際、思わず左手が出てしまったというハプニングもありました。読者の皆様も、きっと同じ経験をするでしょう。

副次効果③ 国民医療費が低減できる

現在、日本の健康保険制度は財政破綻の危機に瀕(ひん)しており、このままでは間もなく次世代は十分な医療も受けられなくなります。その理由を詳しく説明します。

崩壊寸前の健康保険制度

読者の皆様の多くは、日本の健康保険制度はごく当たり前で、空気のように難なく手に入れられるものと考えておられると思います。しかし、これは「国民皆保険」「フリーアクセス」という、世界でも数少ない国でしか採用されていない貴重な2つの制度・仕組みの恩恵によるものです。

「国民皆保険制度」は、ご存知のように全国民が公的医療保険に加入していることで、施行されたのは昭和36年のことでした。

「フリーアクセス」とは、患者が自分でかかりたい病院を選べることです。外国では患者がかかる病院は決められていることが多く、患者自身が病院を選べない制度のほうが多いのです。

アメリカでは65歳以上の人と障害認定者、低所得者だけが公的保険の対象で、後は民間保険会社が運営しており保険料が高価なため、2018年では2750万人が健康保険未加入という状態です。

これらの人がひとたび病気になると自費診療となるので、法外な治療費の請求に甘んじるか、受診しないかの選択しかありません。オバマ大統領がオバマケアを打ち出しましたが、トランプ政権で行く末混沌という状況です。

このように比較すると、日本の制度は世界でも高く評価されるものですが、**高齢化による医療需要の爆発と、医療技術の進歩による検査・手術・薬剤費の高騰の2つが国民皆保険制度を揺るがしています。**

現在、人口の28％を65歳以上の人が占めています。この年代は当然のことながら、有病者が多いのです。近年は小児医療費の高騰も話題になっています。

そのため、医療費は医療の発展に伴ってうなぎのぼりです。1895年に発見されたレントゲンからその後、CT、MRI、PETと画像診断手法は著しい進歩を遂げてきました。現在のようなハイテク機器は、医療費を大きくつり上げました。

手術の進歩も同様で、ロボット手術も同様に医療費高騰を招いています。

薬剤費も同様です。たとえばがん治療薬の「オプジーボ（一般名：ニボルマブ）」は発売当初の約4分の1に薬価は圧縮されましたが、それでも年間約1000万円もかかります。

今まで述べてきた**「両手使い」**の効用とその普及活動は、**現在死亡前10年におよぶ「要支援・要介護・要医療」の期間短縮を実現し、医療費のかからない「先回り治療」で片麻痺患者のリハビリテーション医療費の圧縮を実現すると同時に、患者の「非保護者」的立場から「納税者復帰」をめざすものです。**

政府主導の働き方改革の理念とも一致します。

これは何の数字でしょう？――怖い現実が見えてくる

医療費高騰の大きな原因の1つが、最初に挙げた数字、男性9年、女性12年にわたる要支援・要介護生活・要医療生活です。この間に、莫大な医療費が消費されています。

人生100年、がん患者が2人に1人と言われる時代に関する数字をまとめました。

以下に挙げた数字は何の数字でしょう？　クイズ形式にしましたので、お答え下さい。

答えは次ページに続きます。

①102兆6580億円
②60兆円

③37兆円
④43兆円
⑤94万円
⑥22万円
⑦人口の28％
⑧４６２万人
⑨１４３兆円
⑩１万７０００人
⑪男性９年・女性12年
⑫男性81歳・女性87歳
⑬34％

以下に、右記に挙げた問いの答えをお教えします。

①１０２兆６５８０億円
２０２０年度国家予算
②60兆円
２０１８年度の税収
③37兆円
国鉄民営化時の負債額
④43兆円
２０１８年度の国民医療費（厚生労働省「平成30年度　医療費の動向」）
⑤94万円
75才以上の１人あたりの年間医療費（２０１８年度）。（厚生労働省「平成30年度　医療費の動向」）
⑥22万円
75歳未満の１人あたりの年間医療費（２０１８年度）。（厚生労働省「平成

30年度　医療費の動向」）

⑦人口の28％

65才以上の人口比率（2019年）。（総務省「人口推計」）

⑧462万人

2012年の認知症患者の推定数。2025年には700万人前後に達すると推定している。（厚生労働省）

⑨143兆円

金銭管理ができなくなった認知症患者の金融資産（2017年）。2030年には215兆円になると推測されている。（第一生命経済研究所の試算による）

⑩1万7000人

認知症による行方不明者数（2018年）。（警察庁まとめ）

⑪男性9年・女性12年

死亡前の要支援・要介護期間の平均年数（２０１６年）。（厚生労働省研究班による平成30年の発表）。これは日本人の平均値であり、読者も今のままでは、最後の約10年は自立不能になるという現実の予告である。

⑫男性81歳・女性87歳

２０１８年の平均寿命（厚生労働省　平成30年「簡易生命表」）

⑬34％

要支援・要介護患者総数の中で脳血管障害患者＋認知症患者が占める割合。（厚生労働省　平成25年「国民生活基礎調査」）

国民医療費は国鉄民営化時の債務額をはるかに超えています。しかも、この金額を毎年消費しているのですから、事態の深刻さがおわかりいただけるでしょう。認知症の患者数は推定４６２万人、年間行方不明者1万７０００人、金銭管理ができなくなった金融資産１４３兆円。この数字は２０２０年度国家予算102兆円をはるかに超えており、さらに、認知症患者と同居している家族の辛苦は想像を絶します。

認知症の介護は夜昼おかまいなしです。1日24時間、毎日の介護が何年も続きます。記憶が失われた患者からは感謝されるどころか、時には攻撃の対象にさえなります。

認知症とは？——知っておきたいその定義と症状

ここで認知症について簡単に触れておきましょう。

認知症とは、

①正常に発達した脳に起こる

②後天的な原因に起因する認知障害

③認知機能が持続的に低下（認知機能とは、記憶能力・遂行能力・判断能力・言語理解能力）

④感情障害（無表情、感情をコントロールできない）

⑤意識障害を伴わない

と定義されています。

もっと日常生活に即して言えば、認知症の代表的症状は、

①記憶障害（ご飯を食べたことを忘れる等）

②行動機能障害（家電などの機器が操作できない等）

③判断能力低下（計算ができない等）

④見当識障害（日付や場所がわからなくなる等）

等が挙げられます。

しかしこれらは「基礎症状」であり、重症度が増すと事態はさらに深刻にな

ります。

車での逆走、ゴミ屋敷、人への迷惑行為、殺傷事件などです。

銃社会のアメリカでは、問題は深刻です。実際に、家庭内で認知症者が銃で人を殺す事件が起きています。標的は家庭訪問のヘルパー、宅配業者など。家族でさえ認知できなくなり、攻撃の対象になります。さらに銃を隠した妻や家族への暴行、殺害も起きています。

「認知症発生」は阻止不能としても、可能な限り発生を抑止しなければなりません。

薬で誘発される認知症状態に注意！

認知症の代表な種類は、

①アルツハイマー型認知症

②脳血管性認知症（脳梗塞・脳出血などによる）

③レビー小体型認知症

④前頭側頭型認知症

⑤パーキンソン病

の5つです。これらの解説は省略しますが、**忘れてはいけないのが人為的に誘発される認知症状態です。それが薬剤誘発性認知症状態です。**

睡眠薬や精神安定剤、抗うつ剤を習慣的に長期服用すると効き目が下がるので、服用量がだんだん増えていき、さらには効果を上げようとアルコールと一緒に飲むようになる人を多く見かけます。

その結果、日常の意識レベルが低下し、歩行が不安定になり転倒する→骨折して生命力が低下する→さらに認知機能が低下する→認知症状態になるというケースが見られます。学生～現役時代に秀才、鬼才として名を成した多くの人がこうなってしまうのは、知られざる悲しい現実です。

この他、認知症に似た病気に単なる老化、内科疾患（低血糖、ビタミンB欠乏、甲状腺機能低下、アルコールの飲み過ぎ）、外科疾患（慢性硬膜下出血、脳腫瘍等）等が挙げられます。

知的活動こそ認知症予防の要

米国ＮＩＨ（国立衛生研究所）によるフラミンガム研究において、認知症に関する以下７つの危険因子、①低教育、②喫煙、③糖尿病、④高血圧、⑤肥満、⑥抑うつ、⑦運動不足について疫学的分析を行った結果、危険因子の１位は低

単なる老化と認知症の違い

	記憶障害	遂行機能障害	判断能力障害	見当機能障害
認知症	ご飯を食べたのに食べていないと言う	使い慣れた家電等が操作できなくなる	買い物で計算ができず、小銭を持っていてもお札で払う	日付、曜日、場所、左右等が全くわからなくなる
単なる加齢	ご飯を食べたことを忘れる	使い慣れた家電なら操作できる	時間はかかるが、計算して小銭が使える	日付、曜日、場所、左右等を間違えることがある

教育と判明。

研究グループは「生涯学習を続けることが重要」と結論づけており（2015年）、**いくら年をとっても知的活動を続けることの重要さを強調しています。**

「両手の会」では会員に義務化している「プレゼンテーション」でこれに対応しています。

なお、自分でできる認知症テストを次ページに添えました。お試し下さい。

自分でできる認知症チェックリスト

チェック項目	全くない	ときどきある	頻繁にある	いつもそうだ
① 財布や鍵など、物を置いた場所がわからなくなることがありますか	1点	2点	3点	4点
② ５分前に聞いた話を思い出せないことがありますか	1点	2点	3点	4点
③ まわりの人から「いつも同じことを聞く」など、もの忘れがあると言われますか	1点	2点	3点	4点
④ 今日が何月何日かわからない時がありますか	1点	2点	3点	4点
⑤ 言おうとしている言葉が、すぐに出てこないことがありますか	1点	2点	3点	4点
チェック項目	問題なくできる	だいたいできる	あまりできない	できない
⑥ 貯金の出し入れや、家賃や公共料金の支払いは１人でできますか	1点	2点	3点	4点
⑦ １人で買い物に行けますか	1点	2点	3点	4点
⑧ バスや電車、自家用車等を使って１人で外出できますか	1点	2点	3点	4点
⑨ 自分で掃除機やほうきを使って掃除ができますか	1点	2点	3点	4点
⑩ 電話番号を調べて、電話をかけることができますか	1点	2点	3点	4点

チェックしたら、①から⑩までの合計を計算　合計点　　点

20 点以上の場合は、認知機能や社会生活に支障が出ている可能性があります。地域包括支援センターや近くの医療機関に相談してみましょう。

※このチェックリストはおおよその目安で、医学的診断に代わるものではありません。認知症の診断には医療機関での受診が必要です。

※身体機能が低下している場合は、点数が高くなる可能性があります。

出典：東京都福祉保健局高齢社会対策部在宅支援課　「知って安心　認知症」（平成 30 年 12 月発行）

他人の手を煩わす「人生最後の10年間」の短縮は急務

冒頭に述べた「要支援・要介護・要医療・ボケの10年」の短縮に真剣に取り組まなければ、次世代はロクな医療も受けられなくなります。

個人のため、社会のため、次世代のため、できるところから国民医療費低減に向かって「最後の10年」の短縮に国民挙げて努力の時です。

次ページの図は、医療介護需要の指数の試算です。政令指定都市の1つの例として、横浜市の試算を挙げました。このように、特に都市部はその急激な伸びを放置すれば、遠からず現在の社会保障制度の破綻は現実のものとなるでしょう。

その大きな原因の1つは、死亡前約10年にわたる高齢者によって消費される莫大な医療費・介護費です。
「質」の高い老いの実現はこれを阻止する大きな力になるでしょう。

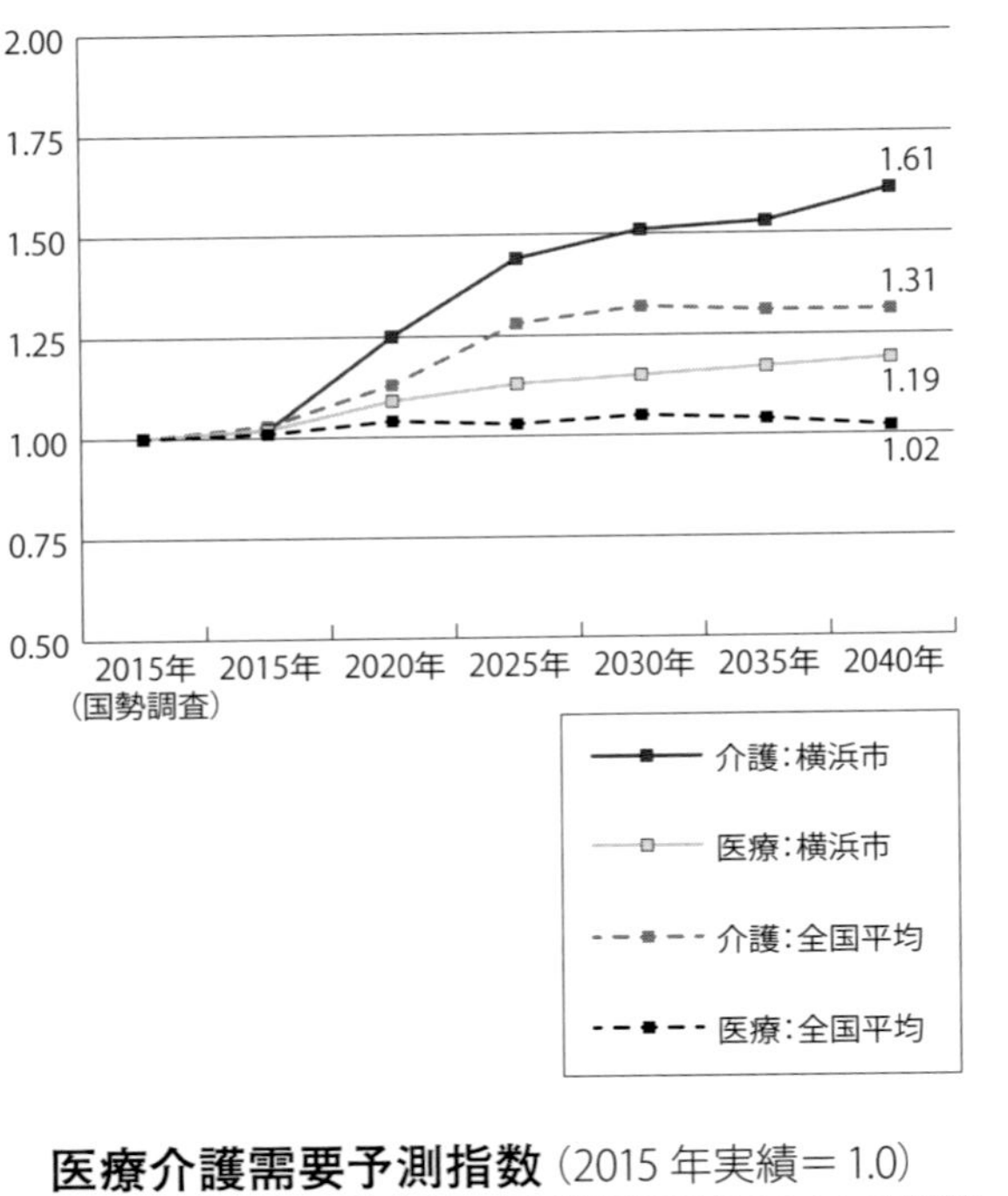

医療介護需要予測指数（2015 年実績＝ 1.0）
2015 年の国勢調査に基づく医療介護需要量を 1.0 として指数化し、医療介護需要を試算したもの。2040 年には、特に介護分野において大幅な増加が見込まれる。
出典：関東信越厚生局地域包括ケア推進課「日医総研の手法を活用した将来推計人口に基づく医療介護需要試算」（平成 29 年）

CHAPTER 5

「両手の会」の活動
——「何事も元気なうちに」

老年は生活史の総決算

読者の方で、早く老け込みたいと思っている人はいないはずです。しかし現実には、大きな個人差があります。遺伝子由来は別として、その差を分ける原因の1つは、第1章で述べたように「未体験」への姿勢です。そしてもう1つは危機管理への意識を持つかどうかということです。人間、誰でも老けていきます。これはわかりきった事実です。危機管理とは、それを事前に如何にとらえ、備えるかということですから、知的活動そのものです。これは、米国NIHのフラミンガム研究の結果とも一致します。

老化にも「質」があります。それは元気な時の生活史の「総決算」なのです。

キーワードは2つ。**元気な時の「危機の予知・予測」と「危機回避の努力」です。**

気付いた時では遅いのです。**気が付く前に備えるのが危機管理です。**

筆者は30年ほど前から「両手使い」の効用に着目し、個人的に普及をめざしていましたが、２０１６年5月にボランティア活動の一環として会を立ち上げ、「両手の会」と名付けました。

「両手の会」で行っていること

「両手の会」では、次のような活動を行っています。

①月1回約2時間の会合を開く

・左手で食事

・左手で書字練習
・会員による「プレゼンテーション」（題材自由）
・病気やケガ、災害の知識・技術・予防、健康意識、衛生理念等についての
講義（著者や外来講師）
・体操
②毎回の宿題として、以下を実行する
a．「40字日記」を書く
b．「片麻痺シミュレーション生活」を実行する（60ページ参照）
c．会員持ち回りの「プレゼンテーション」準備

この会は高齢生活の危機管理が対象で、すでに高齢域に達してからでは遅すぎるので、若くて元気なうちにその知識を学んで技術を身に付ける訓練を行い、「質」の高い老化を実現することをミッションとしています。

将来に無関心なため後で悔やむ人、また惜しまれる人があまりにも多すぎることを、医師として残念に思うからです。

危機を予測・回避する努力で「質」の高い老いを

会の目的を一言で表せば「Successful Aging」。

その有力な手段は、元気なうちに「先回り治療」である「両手使い人間」になっておくことで、誰もが通る老年という未来への最強にして最もお金のかからない安全保障を手に入れることです。

理屈っぽくなりますが少し我慢していただき、危機管理について考えてみましょう。

危機管理の大原則は「計画は悲観的に、運用は楽観的に」です。
基本の４ステップは以下の通りです。

①危機の予知・予測
②危機回避の努力
③危機発生時の対処
④危機の発生防止

本書で対象とした認知症・脳血管障害に限れば、具体的には以下のような思考順序で進めます。

第1ステップ　高齢者の危機の予知・予測

人生最後の要支援・要介護生活となる期間は約10年。その原因のナンバーワンは認知症や脳血管障害。この危機を認識しよう。

第2ステップ　高齢者危機回避の努力

「両手使い」訓練でボケを防止しよう。この「先回り治療」で片麻痺への安全保障を得る。これで約10年の要支援・要介護期間を短縮するよう努力しよう。

第3ステップ　高齢者危機発生時の対処

第1・第2ステップの備えにより新たな対処は必要ない。身に付けた訓練をそのまま楽観的に続行する。

第4ステップ　高齢者危機の発生防止

「両手の会」を普及させる。

内容は重複しますが　元気なうちに「両手使いの会得」「先回り治療」を行うことでピンピンコロリもめざします。ピンピンコロリは、皆さんもご存知の通り、死ぬ寸前まで元気いっぱいで活動すること。略してＰＰＫ。ただし、健康に自信のある人でも、後述する高齢者の５大義務は忘れないこと。

健康保険制度のニッチを埋め、本格研究の端緒に

「両手使い」と生命活動との関連についての研究は未だ広く行われていないので、「両手の会」が本格的な研究所や大学研究室への資料提供の場になればと願っています。ひょっとして、大化けの可能性があるかもしれません。そして、「両手使い」が持つ副次効果の発見につながれば、大きな社会貢献が果たせると期待しています。

前述のように「先回り治療」はきわめて優れた効果を発揮しますが、病院では実施できません。何故ならば病院は病気になった患者さんを対象としており、健康保険法もあくまでも病人が対象だからです。

「予防医療は最善の健康保持」と官民挙げて声高に叫ばれていますが、その実施は健康保険の対象外なので、実際には健診センター（いわゆる人間ドック）などで行われています。しかし、その内容は諸検査で異常を見つけ素早く対処するということで、「両手の会」で行っている危機管理理論に基づいた「先回り治療」とは違います。

これはまさしく「ニッチ」の部分なのです。

「定年」は過去を捨てる時

穏やかで豊かな定年後の生活とは、旅行やグルメ三昧の日々ではありません。地域の人との共存・交流です。これは、会社人間には最も苦手なことです。なぜ苦手なのでしょうか？　それは「過去を捨てないから」です。

人間には、過去を捨てるべき時が3回あります。それは「卒業」「結婚」「定年」です。

定年で一番捨てなくてはならないのが「過去の栄光」です。毎日過ごした仕事場はもうありません。肩書ももうありません。

だから、新しい「次」を見つける楽しみが来てくれるのです。

定年後の男どもよ。やることは一杯ある！

年をとってから大切なのは「運動」「食事」「社会参加」と言われますが、自分のどの能力を使えば「社会貢献」できるか考えておきましょう。

定年になると「曜日感覚」がなくなりますが、これはボケ前駆症状に似ています。

また、特に男性は地域の人との交流が苦手です。

そこで、次のようなことを始めましょう。

①まず、ゴミ出しを率先して行う→曜日感覚が温存でき、ご近所の方に挨拶できます。
②家の前〜周辺の道の掃除をする→ご近所の方と知り合えます。
③すべて自分でやる→人によっては、現役時代は組織を管理し、人に仕事を任せて組織の向上を図り、すべて自分でやってはダメというのが鉄則だったかもしれません。しかし定年後の賢い生き方は「すべて自分でやる」です。この新しい経験が若い脳と若い体を産み出します。伴侶を失っても耐えられる自分を作ります。
④格好を重んじない→日常の買い物にどんどんでかけましょう。店の人と仲良くなりましょう。

こうして自分の新しい「居場所」を作っていくことです。老齢での孤独・孤立は何も産みません。社会問題さえ起こします。そのためには**過去を捨てるこ**

とです。

定年後に、目の輝く人になって下さい。

加齢とは「新世界」。新しい発見に満ちている

人生には、「卒業」「結婚」「定年」と、過去を捨て去るべき時期が3回あるとお話ししました。「捨てる」は「新規発進」なのです。セミの脱皮やオタマジャクシの変態のように。

これが進歩というもので、新しい「伸びしろ」を与えてくれます。特に定年後の心の処し方には個人差があります。過去の栄光を捨てられない人と、かなぐり捨てて次の自分を探す人です。

定年後には、新しい発見と新しい仕事が待っています。間違いなく、過去より未来のほうが新しい発見にあふれています。たとえ、それが加齢の道でも。過去にこだわる者は未来を失います。

年を重ねて目の輝く人。それは加齢を単なる落ち目と考えないで新しい出会いと考える人です。

大脳には150～200億の細胞が存在しますが、使われているのはそのわずか5％です。

脳はいくつになっても、開発されるのを待っているのです。

〝感謝〟は高齢者のエチケット

急死しない限り、我々は必ず人様の世話になります。心身衰弱は摂理であり、悲しむことも悔しがることもありません。

大切なことはこれを容認することでしょう。容認すれば感謝が多くなります。感謝が多くなれば愛されます。「文句」は、誰も幸せにしないということを肝に銘じましょう。

現役時代に管理する立場の人が多く陥る悲劇は、人生の節目での切り替えが上手くできないことです。

大切なのは切り替えなのです。世話してくれる人の立場になって考えましょう。

これから、エチケット学習の大仕事が待っています。やったことがない新体験です。この未知の体験をやってみましょう。

その基本をまとめてみました。

①管理される身になることを銘記せよ
②肥るな
③理屈をこねるな
④過去の栄光を口にするな
⑤介護者・介護施設に過大な期待をするな
⑥元気なうちにこの生き方を習得せよ

そして、高齢者には次の5大義務があります。

①後見人を決めておく
②遺言を作っておく
③施設（に入るか否かも含め）を研究しておく
④お墓を選定する

⑤元気なうちにこれらをやっておく

とにかく、定年後には初めてやること（未知との遭遇）が一杯あり、大きな伸びしろが与えられているのです。

自分の体は自分のものですか？

人には等しく終りがあります。であれば、好奇心に満ちた生き方を筆者は選びます。好奇心は、将来への不安を興味に変えてくれます。

自分の体は自分のものと思っておられる方が多いかもしれませんが、もともと自分の体は宇宙共有の元素を、自分の一生という、宇宙的にとってはほんの一瞬の間、お借りしているだけなのです。

腕の筋肉の中の炭素は、半年前はゴキブリの糞の中にあったものだったかもしれません。自分の体はもともと宇宙の共有物なのですから、感謝してお返しするのが当たり前です。

以上のようなことを「両手の会」では話し合っていますが、これらはほんの一例で、生活のあらゆる側面を話題にし、同時に健康を促進するあらゆる「知識」「技術」の獲得に努めています。

「両手の会」が考えるボケ防止の8原則

「両手の会」は毎月1回開催し、89ページで紹介したような活動をしていますが、1人では中々長続きしないメニューを皆でワイワイガヤガヤやることで元気がもらえ、長続きしています。

ボケ防止の3原則は　一般に「食事」「運動」「社会参加」と言われていますが、「両手の会」ではこれに「知的活動」と「好奇心を保つ」「咀嚼力維持」「視力維持」、さらに「元気なうちにこれらを努めて行うこと」を加え、その具体策として、会員持ち回りで課題自由のプレゼンテーションを義務づけています。

会のモットーは、

「やったことがない、だからやる」

「少し難しい、だからやる」

「ちょっと辛い、だからやる」

「すべては元気なうちに」

――プレゼンテーションがこれらの条件を満たすのです。

プレゼンテーションは最高のボケ対策

米国ＮＩＨのフラミンガム研究の報告によると、①低教育、②喫煙、③糖尿病、④高血圧、⑤肥満、⑥抑うつ、⑦運動不足の7項目について疫学的分析の結果、危険因子の1位が「低教育」と判明、「生涯学習を続けることが重要」と結論づけたことは先述しました。

また、医師が認知症の診断を行うに当たって観察する項目は、

①注意力を維持できるか
②計画を立て実行できるか
③学習できるか
④言葉を理解し、表出できるか

⑤器具を適切に使えるか
⑥他人の気持ちを配慮できるか（対人関係）
です。
一方　プレゼンテーションをするには、
①課題選び
②構想を練る
③資料集め
④編集作業・結語作り
⑤スライド作り
⑥演者役
の作業が必要で、これは右記の「医師の観察項目」とピタリと一致します。

スライドを作ったり器具を使いこなす必要があり、発表時には「言語明瞭・意味明瞭」でなければなりません。

人前で話すことは、構語・構音・間の置き方・抑揚・ジェスチャーなどに留意しなくてはならず、年をとると日増しに「非日常の行為」になっているこれらのことをやるわけですから、衰えかかった脳の再開発、ボケ防止になります。

「客観化」「抽象化」の訓練をしよう

プレゼンテーションを指名されると、尻込みする人がいます。理由は2つです。1つは「やったことがないから」。2つ目は「良い題材がないから」です。

最初の理由を挙げる人は有力な「ボケ候補者」なので、何とか説得して演台に立つように支援する必要があります。

2つめの理由を挙げた人は、十分に「伸びしろ」があります。題材がないと言う人の言い分は、「自分には、人様にお披露目するような特別な知識も特殊技能もないから」です。でも、話すことは必ずあります。**解決方法は、事象の「客観化」「抽象化」です。**

プレゼンテーションにはいくつかの条件があります。その1つが「聴いた人のためになる。『面白かった!』と言ってもらえること」です。

特別な知識や特殊技能がない人でも、日常生活は行っています。その中には面白いこと、辛いこと、抱えている問題などこもごもあるはずです。

ただその日常生活をそのまま発表したなら、単なるプライベートの話で終わってしまい、聴衆の心をとらえないでしょう。しかし、その内容を「客観化」「抽象化」すれば、大いに魅力のある話になります。そして、この「客観化」「抽象化」という作業そのものが演者の脳を活性化します。

まさに、

「やったことがない、だからやる」

「少し難しい、だからやる」

「ちょっと辛い、だからやる」

「すべては元気なうちに」

なのです。

老人の特徴は「保守的になる」「集中力喪失」「根気喪失」です。これがボケへの「負の連鎖」を呼ぶのです。

左手日記をつけよう。日記は特効薬

先にお話ししたように、「両手の会」では、会員に日記を義務づけています。日記といってもわずか40字ですが、条件があります。その条件とは、

1. 左手（非利き手）で書く
2. その日の天気を書く
3. 昼食の内容を書く
4. その日のニュースを1つ書く

の4つです。

これで「書字訓練の持続化」と「上達の見える化」が可能になると同時に、「認知症予防」になります。

認知症の特徴は「すぐ忘れる」、「視力が悪いわけではないのに対象物が理解できない（「君は誰？」というふうに、人を認識できない、上着を認識できず袖に足を入れようとする等）、「日にち、曜日、時間、場所の認識力低下」等です。

日記での日付・天気・昼食・ニュースの記録は認知機能低下防止と「社会へ

の関心」を保つ効果を発揮します。読者の皆様も是非試して下さい。上達が目に見え、楽しいものです。

高齢者は4関節の周辺筋を特に強化しよう

筋肉は年齢とともに自然に減少します。30歳を過ぎると毎年1％、60歳過ぎでは毎年2％のペースと言われています。ただ唯一の救いは、**「筋肉はどんなに年をとっても、使えば増える」**ことです。**骨も同様です。**

筋トレの効果の1つは、関節の破壊を守ることです。

関節は、運動時に強い力を一気に受けます。筋肉はこの強い衝撃を分散し、軟着陸させる役割と、関節が正しい動きをする制御機能を受け持っています。

つまり筋力が低下すると、関節に強い衝撃が加わるだけでなく、関節の動きに乱れを起こし、関節の破壊を助長します。

筋肉が減り関節に支障が生じると、次に起こるのは転倒→骨折です。**年をとってからの骨折はその人の人生を一変させます。**

それを機に、「生命力は極端に低下する」のです。まさに「死への序曲」です。

筋肉は放置すればどんどんなくなってゆくので、これを阻止しなければなりません。それが、高齢者に筋トレが必要な所以(ゆえん)です。

高齢者で劣化する関節と骨は決まっています。肩・腰・膝・股関節とこれに関連する骨です。

従って、これらの関節周辺筋を狙って強化運動をします。毎日5分だけ実行して下さい。日替わりで4関節の周辺筋を鍛えます。今日は肩、次の日は腰…というように。

徐々に強度を上げていく運動、「クレックス」のススメ

具体的な筋トレ法は、「両手の会」で実施している「クレックス（クレッシェンド・エクササイズ）＝crex（crescendo exercise）」です。詳細は省略しますが、特徴は以下の通りです。

①4関節の周辺筋を集中的に強化する
②1動作で複数筋を同時に強化する
③「1動作2回」から始め、徐々に増やして行く
④4関節を一度にやらず、日替わりローテーションで行う。今日は肩、翌日は腰…というように

⑤速筋・遅筋両者が対象（速筋とは、瞬発運動時に使う筋肉で、短距離走、筋トレなど、主に無酸素運動で使われる。遅筋は持続運動時に使う筋肉で、ジョギングやエアロビクスなど有酸素運動で主に使われる）
⑥決して頑張らないが、決してやめない
⑦必ず好きな音楽をかけてやる（8ビート等リズミカルなもの等）

テレビなどの運動番組でよく耳にするのが「この運動を10回ワンセットで1日3回やって下さい」です。しかし、このやり方は高齢者には不向きです。理由は次のように、3つあります。

①辛くて途中でやめてしまう
②体を壊してしまう
③高齢者の体力は個人差が大きい

クレッシェンド・エクササイズとは音楽用語をお借りしたもので、その名前の通り「段々大きくなる」「成長する」やり方です。

つまり最初は1動作2回（腕立てふせなら2回）、これで問題なければ次は3回、というように「持続可能性」と「安全性」を確認しながら回数を増やして行く方法です。

繰り返しになりますが、高齢者では毎年2％ずつ筋肉量が減少するので筋トレが必要ですが、賢い方法は日常生活の動作そのものを筋トレに利用することです。

「両手の会」では、歩く時、階段昇降時など日常生活の中でできる筋トレについて解説しています。

テーブルとのバランスがとれる範囲内で自分の椅子を少し低くする等の工夫も、普段の生活の中でできる筋トレです。立つ動作の時に大腿四頭筋（太ももの筋肉）に負荷がかかり、鍛えられます。

このように、**日常生活を工夫して筋トレすること自体が、体を鍛えるとともに脳も活性化させるのです。**

筋トレで臓器が活性化し、全身がイキイキ

筋トレのもう1つの目的は、筋肉伸縮時に筋肉から発せられるサイトカイン（生理活性物質）の放出です。筋肉は単に体を動かす器官と考えておられる方が多いと思いますが、**筋肉が働くと筋肉から100あまりのサイトカインが脳を含む全身に放出され、各臓器を活性化すると同時に免疫機能・代謝機能・抗炎症機能を高める**ことがわかっています。

筋肉を使わないと筋肉がなくなっていくだけでなく、全身的な衰弱やボケに

つながるのです。

これは筆者の介護経験からも言えることで、天候の関係で身内の老人をどうしても散歩に連れ出せなかった日の夜は、決まってボケが強くなるという明確な現象を経験しています。

このように、
①非利き手の開発（＝反対脳の開発）
②先回り治療
③筋トレ
④知的活動
⑤健康知識による武装
で、死亡前の不幸な約10年の介護期間は短縮できるのです。

CHAPTER 6

「両手使いにチャレンジしました」
——「両手の会」会員の体験から

早速役立った「両手使い」

佐川のり子

「両手の会」との出合いは、3年ほど前に母校の卒業生有志で運営しているクラブの「成城クラブニュース」に井上肇先生の「両手の会」のご案内が掲載されていたのがきっかけで、すぐに参加を決めました。

「両手の会」？　さて、両手で何をするの？　どんな会？　実は右の利き手が使えなくなった時のために、左手を使う訓練をすること。

利き手が左の人は右手を訓練しますが、この会では全員（15～16名）、左手を使う練習でした。将来、利き手でないほうの手を使うような状態にはならないかもしれないから、これは〝保険〟であるとの先生のお話でした。両手を左右同じように使えるようになれば、大成功！

お講義は、高齢になってかかる可能性のある体の衰え・フレイル状態のこと、病気のこと、ボケ防止の話などを、井上先生のご専門の整形外科の範疇にとどまらず多岐にわたり、プロジェクター等での説明を交え、時には少し専門的な難しいお話もありますが、未知の世界の話にはいつも興味津々です。

私の両親は病で入院してそのまま逝ってしまい、生まれた時から身近に徐々に年老いていく老人を見ていないので、80歳に手の届く現在の我が身に起こることは全く初めてで不安でしたが、毎回のお話で疑似（？）体験することができ、少しホッとできました。

この会では、皆で必ず左手でランチをするのが決まりです。そして、左手で自分の住所・氏名を書くことを学び、ある時は杖の使い方や災害時の避難方法など、知っておくと今後役立ちそうなことを教えていただきます。宿題は、左手で毎日短くても良いから日記を書くことです。

また、参加者が1人ずつテーマや形式も問わずプレゼンすることになっており、先輩の経験談など参考になるお話を聴くことができます。題材は自由に決め、できればパワーポイントでとのご指示なので、頑張って初めて4～5時間かけて何とか写真だけは探し出して入れ込みましたが、準備時間も足りず、不出来でした。頭を使ってボケ防止を図るとのことですが、頭が疲れて2～3日ボーッとしてしまいました。この経験が一番難しいものでした。

幸い今のところ、左手を使用しなくてはならない健康上の理由はありませんが、昨年、近所の会社のガラス面を入り口と間違えて顔をぶつけそうになった時、とっさに右手をガラス面について顔を護りました。その後、右手の小指から手・肘まで傷めてしまい、6か月近く左手を使わざるを得ませんでした。まだ上手に使えませんでしたが、左手を使うことに抵抗がなかったのには、我ながら驚きました。早速、両手使いが役に立ったのでした。

井上先生に感謝！　ありがとうございました。

「両手使い」は生きていく上での基本

齋藤民生

昭和21年生まれで明治大学を昭和43年に卒業した私は、ちょっとしたご縁で「両手の会」に入会し、立派で心温かい諸先輩の人柄に触れる機会を得ることができました。あと1年もすれば後期高齢者になる私にとって、色々な示唆を与えていただくことができ、皆様に感謝しております。

私は18歳の時、仏門に心を開かれ、座禅修行に身を投じたりしたものでした(主に鎌倉円覚寺)。

阿修羅像は6本の手、先手観音は千本など、仏像は左右の手を差し伸べて救済を図ろうとしています。座禅では両手を組みますし、仏様を拝む時には両手を合わせます。このように、両手を使うことは人間の生活の基本となるものだと思います。仏像はもっと両手を大切にしなさいと語りかけているかのようです。

私自身長らく面倒を見た両親が入居した施設で、脳梗塞などで右手が不自由になり左手を使えるよう訓練している方の様子を拝見すると、大変なことだと感じたものです。

手が使えなくなると、活動も衰えてきてしまいます。脳の活動は手から刺激を受けるという井上先生のお話を伺って、まさしくその通りと思います。

会に参加したおかげで、私も左手で食事できるようになりました。居酒屋では、つい手でつかんで食べたりすることもありますが……。

文字を書くのは、これからの課題です。「両手の会」の会員には、左手で右手と変わらないくらい上手な字を書く方もいます。

両手を使うと右と左の脳が同じく活動できるようになると言います。そのせいか、体のバランスがとれてきたように感じています。

「両手の会」のプレゼンテーションでは、60歳を過ぎて始めた狂言について語りました。狂言は笑いが原点です。狂言には腹の底から大きく笑う演技がありますが、これは脳の活性化にもつながるようです。

子供の頃、4月8日の花祭りで甘茶を仏像にかけたことを思い出します。釈迦は誕生直後、7歩歩んで右手で天を指し、左手で地を指し、「天上天下唯我独尊」と叫んだと伝わります。これは、世の中で自分自身ほど尊いものはない、だから自分以外の人も同じように大切にしなさいということです。この教えは永遠だと思います。これがまさしく「両手の会」の真髄です。

いつの間にか、ふきんを左手で持つように

曽我健二

利き手でないほうの手を使うと脳が活性化し、若返り・ボケ防止効果があると伺い入会しました。

昼食をはさんでの会なので、出席すると、すぐ左手での食事です。これにはびっくり。

しかし、井上先生のやさしい指導でふだん使うほうの手の動きをじっくり観察し、同じように動かして……。それで、筆記も箸の使い方も納得。

今では、食後の後片づけで知らない間にふきんを左手で持っています。

転ばぬ先の杖で、左手が麻痺した時では遅いと指示され、左手書きの日記も3年以上になりました。

その日の昼食内容を書くようにとのアドバイスでしたが、合わせて午前と午後の出来事も書き留めるようになりました。そのため、40字では足りず、100字に増え、今では200字の日記になっています。

井上先生は整形外科医であるだけに、我々が持っている曖昧な、そして無知とも言える医療・健康面での知識に関しても的確なご指導をいただいています。

加えて、会員の皆さんはプレゼンテーションするよう求められます。これまで、豪華客船「飛鳥」の話やトライアスロン、ウオーキング、狂言、油絵などのスピーチでお互いに研鑽しています。

とにかく、①好奇心を持って挑戦し、②身の丈に合った運動をし、③やるべきことを今やることを目標として活動しています。

CHAPTER 7 終わりに——今の生活が5年、10年先の自分を決める

豊かな社会には危険が満ちている

豊かな社会になって久しく、今やほとんどの人はこれが当たり前と感じているでしょう。しかし、戦中戦後の何もない時代を経験した筆者から見ると、現代の豊かさには危険が一杯潜んでいます。

豊かさとは「選択肢」がたくさんあることです。

貧しい時代にはなかった素晴らしい選択肢が増えたことは事実ですが、同時に悪い選択肢も増えたということを忘れてはなりません。

豊かで自由な現代では、あなたは好きなものを自由に選べます。テレビをつけたりスマホを開けば、そこは広告であふれています。

そこでもしあなたが悪いものをたくさん選んでしまえば、昔より危険で不健康な生活（精神的・物質的両面で）に晒されることになります。

怖いことは、悪い選択肢には「安易さ」とか「便利さ」などの誘惑が多いこと、悪い選択をしてもすぐには悪影響が出ないことです。でも、いったん害が出た時は復元困難です。

「両手の会」では、このようなことも議題に挙げ、**「優れた選択眼」の育成に励んでいます。**「自分が今やろうとしていることは正しいか？」——日常生活をおくる上で、常にこう考える習慣を身に付けることが大切です。

著者がさらに心配しているのは、子供たちです。子供たちは当然「優れた観察眼」は持ち得ず、規範とするのが大人たちだからです。

1つの例を挙げましょう。

糖尿病の若年化が急速に進んでいます。

現在はありとあらゆる食べ物が身近にあり、自分の選択眼に従って「好きな時に」「好きなもの」を「好きなだけ」食べられます。

ものがなく貧しい時代に口にするものには、安全性の高い伝統的な食品しかなく、しかも母親がその種類と量を選んで規則的に子供に与えていました。ところが今は、母親が子供に請われるままに食べ物を選ぶ場合も多く、しかもスナックなどを袋ごと与えている姿をよく見かけます。

その犠牲者は子供なのです。

こうして育った子供は成年になってもこの習慣を脱しきれず、あるいはマイナスとなるという自覚もない生活習慣を身に付けることになります。その生活習慣が5年後10年後の自分の健康を決める、という自覚もありません。

「便利さ」も「選択肢」の1つです。

「便利さ」には、「何もしなくてよい」「何も考えなくても良い」という特性があります。便利さも、選び方によっては自らの「計画性」「創案力」「知を育む力」を劣化させます。まさに魔物です。

「便利さは上手く使うもので、浸かってはならないもの」なのです。

「両手の会」では、日常生活そのものが訓練となっている

「両手の会」では、会員の生活そのものがほとんど両手使いになっているので、例えば字を書こう、食事をしようとすると、思わず左手が出たりするレベルにまで達しています。

しかし当然のことながら、非利き手による書字が「自分の字」として完成するにはまだまだ10数年を要しますから、今や生活の一部となった「40字日記」や「思わず左手が出る」行動が、これからも無意識のうちに大脳の新たな巨大司令塔建設を支援し、ボケを防ぐ役割を果たし続けてくれます。

皆さんも考えるよりも、早速今日から始めて下さい。好奇心をもって行えばすぐ会員の域に達します。

ボーイスカウトで学んだ〝Be Prepared〟

〝Be Prepared〟――これはボーイスカウトの標語です。**「備えよ常に」**と訳されています。終戦直後復活したボーイスカウト東京第1隊の隊員だった中学1年生の著者には、その意味がよくわかりませんでした。しかし今この年になって、たった2つにこれほど凝縮された意味を含んだ言葉を他に見つけ出すことはできません。

生きている限り自分を進化させ、向上させ、叱咤激励してくれる言葉です。**年を重ねることは、決して「しぼむ」ことを意味しません。これは未知の世界なのです。**好奇心にあふれて行動すれば、不安や苦難は「興味」に変わり、自分を進化させてくれるのです。

「100%良い」こともなければ、「100%悪い」こともないのです。どんなことにも「学ぶ種」が隠されています。

あの世はきっと良い所です。だって、誰も帰って来ないではないですか。

60歳前から始めよう

「全ては元気なうちに」を肝に銘じましょう。そして、次のことを再度確認することにしましょう。

・5年、10年先を想像しよう
・医療と健康の基礎知識を身に付けよう

・**被管理者になる訓練を始めよう**（いつか、自身が何もできなくなることを銘記しよう）

・**加齢に好奇心を持とう**（加齢の容認——初めての「遭遇」「発見」が一杯待っている楽しいものだ）

・**運動の大切さを認識し、実行しよう**（その論理を知る。自分に合った体操を毎日ゆっくり少しでも、音楽とともに持続。運動不足は第2の喫煙。その影響が発現するのに5年もかかる）

・**価値観の変換が必要なことに気付こう**

・**やりたいことを見つけよう**（人には「何になりたい」願望と「何をやりたい」願望がある。特に男性は、若い時は「何になりたい」という〈社会的地位などを求める〉思いが強いものだが、現職を去ったら、社会貢献できるような「やりたいこと」を探して着手しよう）

「人類は地球にとってはがん細胞　地球が死ねば人類も死ぬ」

これは著者が作った短句です。最後に、環境について一言。

悪性腫瘍とは「自律性を持った過剰な発育」と定義されています。「周辺の事情や周辺とのバランスを無視して、過剰に発育する」という意味です。

そのように、がんは人の体の中で人の都合も考えずに巨大化し、周辺組織を破壊し、分家（転移巣（てんいそう））を作って全身を破壊していきます。しかし、この暴挙で人は死にますが、人が死ねばがんは生きてゆけないのです。

人間は地球上において我が物顔で振舞い、環境を破壊し続けていますが、同様に、環境が破壊されれば人類も生きていけないのです。森は人間がいなくても立派に存在し続けますが、人間は森がなくなったら生きていけないのです。

環境問題は、1人1人の自覚がなければ決して解決できません。

あとがき

今日、一羽のスズメが死んだ。

筆者の家のベランダにある植木鉢の草の実や虫等の餌を求めて、多くのスズメたちが飛来します。

もう15年以上になるでしょうか。筆者は、その可愛らしい姿と行動を観察し続けています。季節にもよりますが、ほとんどのスズメたちは集団でやってきます。

特に黄昏時には夜の眠りを前にどん欲に餌をあさり、食べ終わると我先にと今夜のねぐらの場所取りに飛び去って行きます。

その中に一羽だけ独りで飛来し、ゆっくりと餌を食べ、食べ終わっても飛び去らず、夕闇が迫るまでしばらくその場でじっと動かないスズメがいました。まるで黄昏に瞑想をしているようなので、筆者は「哲学者」と名前を付けました。

それから1か月くらいたった今日、遂に暗くなっても植木鉢の横で巣に飛び去らないでいる姿を見つけました。最初は、今夜はここで寝るつもりなのかと思いましたが、実は年をとり、群れについて行けなくなった老スズメだったのです。

そのスズメは、筆者の目の前の闇のなかで遂に動かなくなりました。何故、筆者の家をその場所に選んだのか？　何か考えがあったのか？　チュンチュンとしか言ってくれないのでその理由はわかりませんが、生前は筆者の顔を見て様々な反応をしてくれた彼（？）が目の前で動かなくなったのです。

その時彼（？）の脳は活動を止めたのですが、その魂は生き残り、そっと体を抜け出したように思えてなりませんでした。

魂と脳活動は一緒なのか？　別なのか？――このテーマを追求した学者が本文に出てくるペンフィールドです。

ペンフィールドは、750例に上る人間の、覚醒下での大脳電気刺激実験を行いました。電極で大脳の色々な場所に電気刺激を加え体のどの部分が動くか、どんな音や音楽が聞こえてくるか、どんな光景が見えるか、どんな臭いがするかなど、運動反応を観察・記録するだけでなく、被験者が口で感覚分野の状況を答えられるよう意識を保たせるため、局所麻酔で頭蓋骨に窓を開け、脳を露出させて実験を行ったりしたのでした。

その結果作り出したのが「ペンフィールドの脳地図」と「ホムンクルス（人造人間）」ですが、脳活動と魂は同じものかどうかについては遂に結論を導き出せず、その生涯を終えました。

筆者はこのスズメの死を見て、魂について思いをめぐらせただけでなく、次のように感じられました。

動物の死はこんなものだ、誰も助けてくれるわけでなし、薬や手術をするわけでもなし、一羽（一匹）で最大限の努力をして自然に死んでいくのだ、と。

「ヒューマンスケール」という言葉をご存知でしょうか？　人間が人間だけの力で為しうる最大限の行為、つまり器具・道具などなしに為し得る能力、とでも言えるでしょうか。

この考えを具体的な形にした設計の例が、ワシントンのペンタゴン（米国防総省の本庁舎）です。

この建物は、電気や通信が途絶えても人の手だけで最大限の機能が発揮できる仕組みです。そのためにビルは高層を避けて5階建てにし、機器のトラブルが発生しても、人間の力だけで最低限持ちこたえられるようにできています。ビル内で一番遠くに行くにも、人力で10分以内に設計されています。

危機管理理論に基づいた「ヒューマンスケール」計画。これこそが災害対策の淵源（根源）と言えるでしょう（高齢者の危機管理については、第5章で述べました）。

このところ未曽有の水害が多発し、多くの方々がとてつもない被害に遭われています。被害に遭われた皆様には、心からお見舞い申し上げます。この繰り返される災難を見るにつけ、筆者が改めて想起するのが「ヒューマンスケール」の考え方です。人間はその知恵ゆえに色々便利なものを作り出しました。電気、水道、電話、自動車などもそうです。高層マンションもそうですし、堤防もそうです。

これらは人類にとって多大な恩恵を与えてくれていますし、すべて有用で現代生活には欠かせないものですが、今我々はこれに頼り切ってしまい、人間の原点である「ヒューマンスケール」思考に基づき、自分の力で自分を守る意識と技を失ってしまったのではないかと思われてなりません。そのため、ひとたびこれらの文明の利器に不調が起こると、なすすべもなく不幸に巻き込まれてしまうという気がします。

「川」に言わせれば、

「僕たちは何千万年も前から自分の力で土地を削り、土砂を流し自分たちが自由に流れられる平野を作り、好きなように流れてきたのだ。そこに、ごく最近になって人間なる者がやってきて堤防を作り、僕たちを押し込めてしまったのだ。雨がたくさん降ればあふれるのは当たり前だよ」

ということでしょう。

昔の人はこれを知っていたので、川のそば（田んぼなど）で仕事をする必要がある人は、自宅に小さな舟を持っていることもありました。それは100年も前のことではありません。これが危機管理理論に基づいた「ヒューマンスケール」の考え方です。

最近の水害、風害、地震などに伴って起こる度重なる不幸な現実を見ると、

「ヒューマンスケール」思考の復活運動はまさに時宜を得ていると確信しています。

さて、「両手の会」はまさに健康維持に対する危機管理理論に基づいた「ヒューマンスケール」的発想に立脚して創設した会です。災害と同じように健康不調も必ず起こるものです。医学や医療がどんなに進歩しても、「自分の知識と自分の技」で健康に生きようという意識が希薄なら自分の健康は守れません。アメリカは心臓病治療では世界一のレベルですが、心臓病患者の数も世界有数であるのがその例であり、このことは、本文にも記してあります。

「両手の会」は文明の利器を使うことなく、病気やケガ、災害に対処する「知識・技術を身に付け、危機管理への意識を持って、これを実践する強い意志を養い、この基本に立った上で、進歩した現代医療を利用し、健康寿命を享受する」を目的にしています。

この会は筆者のボランティア活動の一環ですが、設立には1つの動機がありました。それは中学・高校の同窓会でのことです。筆者が同窓会に出席すると、次から次へと自身・家族・知人等の病気について相談を受けます。

筆者を信頼し、プロの答えを聞きたいということなので光栄ではありますが、プロの答えを出すには立ち話では無理で、正式な診察が必要です。ですから、答えは自ずから具体性を欠くものになります。しかし、この辺の事情を理解できない友人は、筆者のことを、なんて不親切な奴だと思っているだろうと想像しました。

でも一方、医師であるからには皆の役に立たねばならないという義務感は当然あり、この2つの軋轢（あつれき）の結果思い付いたのが「病気」ではなく「健康」でした。

病気の相談は診察なくしては不可能ですが、「健康」に関してならいくらでも役に立てると思い付いたのです。

この時、皆に気付いてもらいたいと思ったのは「老化にも質がある」ということでした。

年をとると、とかく生き方が「漫然」「安楽」に走る傾向があります。しかしこの生き方の先に待っているのは、自立生活能力を失い、人様の世話になる「病気多発・要支援・要介護生活の10余年」であることを、筆者は多くの患者さんを通して知りました。

では、「質」を上げるにはどうすれば良いでしょうか?

何事にもよらず「質」の向上に必須なのが「観察」と「考察」です。「漫然」が一番の敵です。加齢とはどういうことなのか?――徹底観察・徹底考察し、その実態を「容認」した上で「学習」し、自分の新しい生き方を決めることであり、決して人の言うことをノウハウのように真似することではありません。

これこそ一生尽きることのない「知的活動」であって、「質」の高い老いを手に入れる最善の方策と言えましょう。

人は「いつも自分が考えているような人間」になるのです。「質」の高い老いを求めましょう。そのためには、自分自身に固有の「死生観」の育成が必要となるでしょう。

このような理念のもと、「両手の会」の運営に当たって特に着目したのが「手」と脳の関係です。「何故手なのか？」については、本文の「ペンフィールドの脳地図」と「ホムンクルス」の絵とその解説をご覧になればご理解いただけると思います。

さて、本書出版にあたっては冬樹舎の代表、佐藤敏子さんのお世話になりました。佐藤さんとは、『聖路加国際病院健康講座　腰痛』（双葉社）出版の折りに出会いました。

ともすれば学術論文的な正確性を追い求める筆者の筆致を、それだけでは結果的に筆者の思いは読者に伝わらないことをアドバイスして下さり、成熟した文章とは「削りの芸術」であることを気付かせ、逆に大雑把過ぎて説明不足の部分の指摘もしてくれました。

さらに、出版にはズブの素人である筆者のわがままな主張を最大限汲み上げて下さり、しかも筆者の意図を曲げることなく、読みやすくわかりやすい筆致に導いてくれました。これは、容易な技ではありません。改めて感謝いたします。

また、4年近くにわたり、変わることなく「両手の会」を支援して下さった会員各位に心から感謝いたします。

会員の中には複数の病を抱えたり、家族の介護で厳しい日々をおくってこられる方、次々と愛する家族を亡くしたりした方が多数おられます。

しかし皆、この艱難辛苦(かんなんしんく)の中にも光明を見出し、明るく積極的に会を支援し、参加して下さっています。

「世の中には100%良いことがないように、100%悪いことだってない。だから、どんなに苦しくても逃げてはだめなのだ」、「どんなにつらいことにも意味がある」と、強靱な意志を行動で示し、筆者を力づけてくれます。その生きざまには心から「敬意」を表します。

満腔(まんこう)のエールを送ります。

「人間、死ぬことはあるが、負けることはない」のです。

さて、筆者がこの年になって一番感謝しているのは、筆者に苦難を与えてくれた人、あるいは苦難そのものです。人生ではそういった人に3回出会うと言いますが、その人たちは皆亡くなってしまい、今やお返しはできません。

これから私のすべきことは、先輩が私にしてくれたように、後輩に愛情ある苦難を授けること――これが唯一可能な、先輩への恩返しだと考えています。

最後までお読みいただき、ありがとうございました。

2019年10月27日

井上肇

参考資料

『みえる人体―構造・機能・病態』Steve Parker 著（南江堂）
『解剖学 第2版』河野邦雄・伊藤隆造 著（公社）東洋療法学校協会 編集（医歯薬出版）
『目でみるリハビリテーション医学』上田 敏 著（東京大学出版会）

著者略歴

井上 肇（いのうえ・はじめ）
1933年東京生まれ。日本医科大学卒業後、東京大学医学部整形外科教室に入局。1968年医学博士号取得。イタリア政府留学生としてボローニャ大学にて「成人股関節疾患」の研究に従事。1970年都立大塚病院整形外科医長。1972年東京都海外研修員として、米国・スウェーデン・イタリアにて「リハビリテーションと老人問題」を研究。1973年、聖路加国際病院（現・聖路加国際大学）に移籍。整形外科・リハビリテーション科担当医長を経て部長に。聖路加国際病院評議員・診療教育アドバイザー、またJAMA（アメリカ医学会雑誌日本語版）編集委員を務める。現在、聖路加国際病院整形外科名誉医長。著書に『聖路加国際病院健康講座　腰痛』（双葉社）、『きちんと腰痛を治す』（大泉書店）、『ひざの痛みをとる・治す』（成美堂出版）がある。

左手で字を書けば脳がめざめる
——「質」の高い老いをめざして

著　者／井上 肇　　2020年3月18日　初版発行
装丁、本文デザイン／八木秀美
イラスト／中川原 透

発行者／佐藤敏子
発行所／冬樹舎
〒216-0023　神奈川県川崎市宮前区けやき平1-6-305
TEL 044-870-8126　FAX 044-870-8125
URL　http://www.toujusha.com/
発　売／サンクチュアリ出版
〒113-0023　東京都文京区向丘 2-14-9
TEL03-5834-2507　FAX03-5834-2508
URL　http://www.sanctuarybooks.jp/
印刷・製本／シナノ印刷株式会社

ISBN978-4-86113-897-3　Printed in Japan